Budnowski, Denison, Koller, Kreuter

Ernährung bei Brustkrebs

2., überarbeitete Auflage

Agnes Budnowski, Ursula Denison,
Flora Koller, Martina Kreuter

Ernährung bei Brustkrebs

2., überarbeitete Auflage

maudrich

Bildnachweis
S. 52, 56, 58, 68, 74, 84, 90, 104, 110, 120, 123:
Victoria Posch, Esther Karner, Wien
S. 36, 43, 126: Anna Budnowski
S. 6, 7, 10, 18, 22, 47: fotolia.com
S. 20: istockphoto.com
S. 35: shutterstock
Ernährungspyramide S. 28/29 mit freundlicher Genehmigung des Bundes-
ministeriums für Gesundheit.

2. Auflage 2017
Copyright © 2012 maudrich Verlag
Facultas Verlags- und Buchhandels AG, Wien, Österreich

Lektorat: Sigrid Nindl, Wien
Satz: Florian Spielauer, Wien
Umschlagbild: Victoria Posch, Wien
Covergestaltung: José Coll, studiob.a.c.k.
Druck: Ferdinand Berger & Söhne, Horn
Printed in Austria
ISBN 978-3-99002-039-5

INHALTSVERZEICHNIS

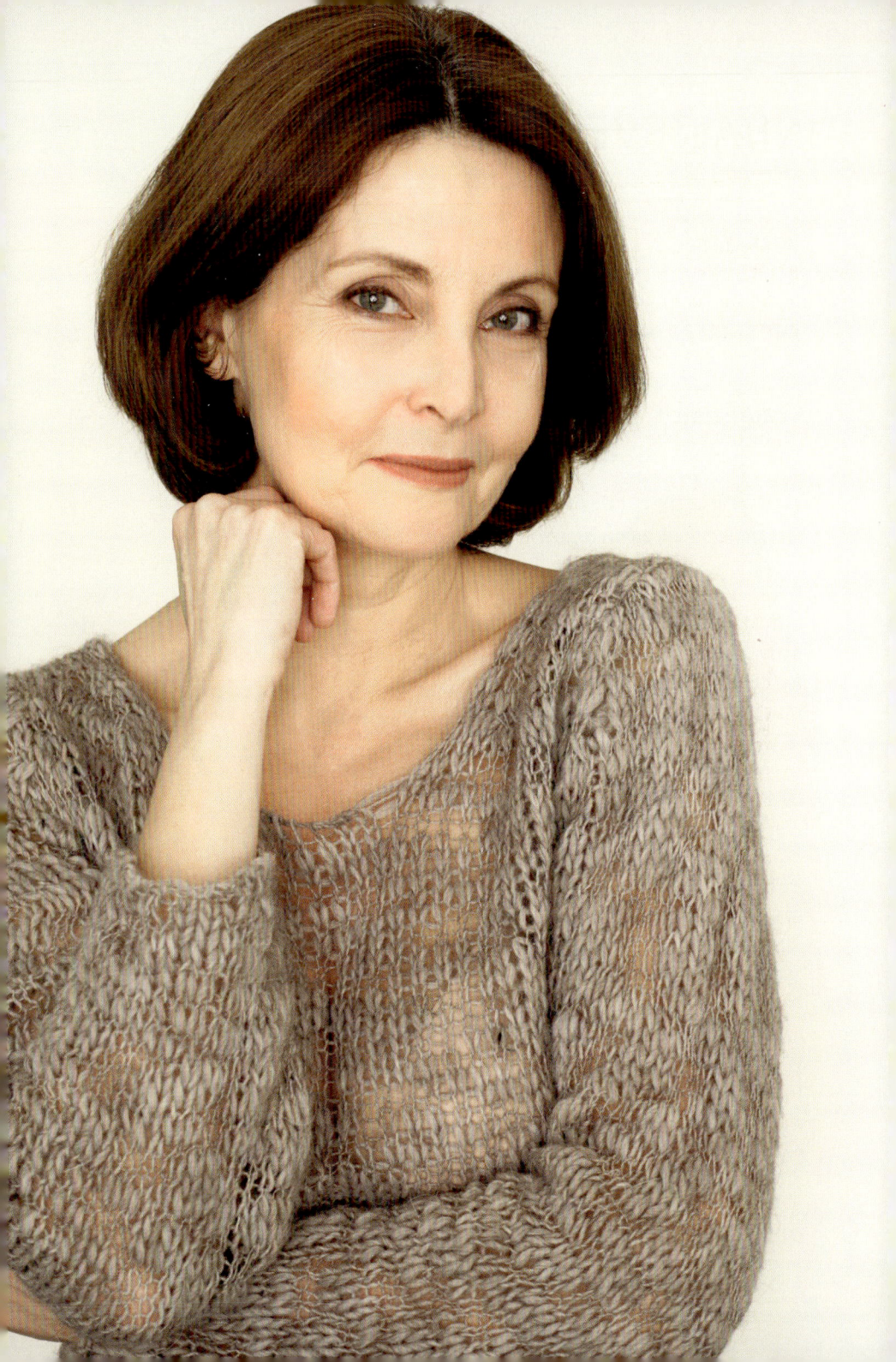

VORWORT

Die Brust als Sexualsymbol der Frau spielt in unserer Gesellschaft und in den Medien eine erhebliche Rolle. Kein anderes Organ hat eine so wichtige Bedeutung für das Selbstwertgefühl der Frau wie die Brust. Brustkrebs ist heute die häufigste Krebserkrankung bei weiblichen Betroffenen. Die Operation oder aber auch der seltene Verlust der Brust wird oftmals als Bedrohung der Weiblichkeit und des Lebens empfunden. Einfühlungsvermögen und Aufklärungsarbeit sind daher wichtige Aspekte bei der Brustkrebsvorsorge und den Therapien.

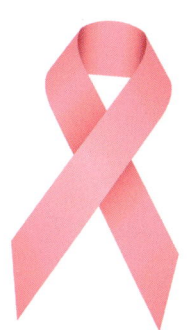

Oftmals wollen die Patientinnen auch aktiv in den Genesungsprozess eingreifen und den Krankheitsverlauf positiv beeinflussen. Schätzungen zufolge sind ca. 35 % aller Krebserkrankungen durch die Ernährung beeinflusst, daher stellt sich hier den Betroffenen häufig die Frage nach dem Wie.

> Die Ernährung spielt für viele Frauen sowohl in der Prävention als auch in der Therapie und im Leben nach einer Brustkrebserkrankung eine zentrale Rolle.

Zahlreiche Anti-Krebsdiäten, vermeintlich heilende Lebensmittel und Wunderelixiere finden durch die geweckte Hoffnung der Patientinnen einen großen Markt. Ernährung sollte jedoch mehr als Mittel zum Zweck sein: Essen bedeutet Genuss und Lebensfreude, hält sprichwörtlich Leib und Seele zusammen. Gemeinsame Mahlzeiten mit Familie und Freundinnen bzw. Freunden stellen auch eine wichtige soziale Komponente dar. Doch wie und was essen, wenn aufgrund der Beschwerden gar nichts mehr geht?

Zwischen der Suche nach dem Allheilmittel und den Einschränkungen durch die Therapienebenwirkungen schlägt dieses Buch einen Pfad durch den Ernährungs- und Diätendschungel. Wir messen der Ernährung den Stellenwert bei, den sie verdient, geben medizinisch fundierte Ratschläge und machen Appetit auf mehr!

Die Autorinnen

BRUSTKREBS IN DER BEVÖLKERUNG

Brustkrebs ist weiterhin die häufigste Krebserkrankung der Frau

2012 erkrankten in Österreich rund 5.400 Frauen sowie 70 Männer an Brustkrebs. Nicht in allen Ländern der Erde zählt Brustkrebs zu den häufigsten bösartigen Tumorerkrankungen (Malignomen). Es ist weltweit ein deutliches West-Ost- sowie Nord-Süd-Gefälle zu erkennen. Südostasien und vor allem Japan weisen eine deutlich geringere Häufigkeitsrate an Brustkrebs-Neuerkrankungen auf als Nordamerika und Nordeuropa. Trotzdem sind die Erkrankungsraten in Japan steigend. Hier wird einerseits die **„gesunde Ernährung" als schützender Faktor** diskutiert, andererseits das frühe Einsetzen der ersten Monatsblutung für die steigenden Brustkrebszahlen verantwortlich gemacht. Das innerhalb Europas bestehende Nord-Süd-Gefälle zeigt die höchste Häufigkeitsrate an Neuerkrankungen für Holland, Dänemark, England und Schweden. Griechenland und Finnland weisen geringe Raten an Brustkrebs auf.

Als Ursachen für die Entstehung von Brustkrebs werden neben genetischen Veränderungen hormonelle Einflüsse, Ernährung und Lebensgewohnheiten angenommen.

Brustkrebsrisiko nur genetisch bedingt?

Die Brustkrebsentstehung ist in etwa 5 % der Fälle genetisch bedingt. Als Hinweise auf eine genetische Veranlagung gelten:

⤏ Brustkrebserkrankungen in der Familie (drei Familienmitglieder oder mehr),

⤏ das Auftreten von Brustkrebs vor dem 45. Lebensjahr,

⤏ beidseitig auftretender Brustkrebs.

Zur Überprüfung der genetischen Veranlagung kann heute bei begründetem Verdacht nach genetischen Veränderungen (BRCA1 bzw. Breast Cancer 1 und BRCA2 bzw. Breast Cancer 2, die sogenannten „Brustkrebsgene") geforscht werden. Auch aus anderen Gründen ist mit einem erhöhten Brustkrebsrisiko zu rechnen:

⸳⸳⸳> Zunehmendes Alter der Patientinnen (über dem 50. Lebensjahr) bedingt ein erhöhtes Erkrankungsrisiko.

⸳⸳⸳> Fettleibigkeit erhöht das Erkrankungsrisiko auf das Zwei- bis Dreifache. Die Aromatase-Aktivität im Fettgewebe und die damit verbundene Erhöhung der Östrogene werden hierfür verantwortlich gemacht.

⸳⸳⸳> Regelmäßiger Alkoholgenuss (1 Drink pro Tag) führt nicht nur durch enzymatische Beeinflussung des Stoffwechsels, sondern auch bei stärkerem Alkoholkonsum durch verminderten Östrogenabbau über die Leber zu hohen Östrogenspiegeln.

⸳⸳⸳> Frühes Einsetzen der ersten Monatsblutung und spät eintretende Menopause erhöhen das Brustkrebsrisiko um das 1,2- bis 1,4-Fache.

⸳⸳⸳> Frauen, die ein Kind geboren haben, haben weder ein erhöhtes noch ein geringeres Brustkrebsrisiko. Mit steigender Kinderzahl und wahrscheinlich auch mit steigender Stilldauer wird das Risiko auf 0,76 (bei einem Normalrisiko von 1,0) gesenkt. Aber auch das Alter bei Geburt spielt eine zusätzliche Rolle.

Bei Diagnosestellung befindet sich der Tumor bei 50 % der Betroffenen nur im Ursprungsorgan Brust. In 34 % der Fälle hat sich der Tumor bereits auf angrenzendes Gewebe und/oder Lymphknoten ausgebreitet. 8 % der betroffen Frauen haben zu diesem Zeitpunkt Metastasen. Die steigende Anzahl der im Frühstadium erkrankten Patientinnen lässt sich wahrscheinlich auf die zunehmende Frühdiagnostik zurückführen.

Wie lange wächst dieser Krebs schon in mir?

Diese Frage wird oft gestellt und ist schwierig zu beantworten. Das Tumorwachstum kann mit einer Verdopplungszeit der Zellzahl zwischen 44 Tagen und fünf Jahren angenommen werden. Daher können Tumore im Idealfall mit apparativen Untersuchungsmöglichkeiten (z. B. Mammografie) lange vor dem Zeitpunkt, zu dem sie ertastet werden können, entdeckt werden.

PRÄVENTION

Das persönliche Krebsrisiko wird durch Lebensstilfaktoren wie Ernährung und Bewegung, Umweltfaktoren sowie Veranlagung bestimmt. Zahlreichen Untersuchungen zufolge können bestimmte Nahrungsbestandteile und Nährstoffe das Risiko, an Krebs zu erkranken, senken. Im Gegensatz dazu kann sich das Erkrankungsrisiko u.a. durch eine fettreiche Ernährung sowie durch starkes Übergewicht erhöhen. Immer wieder sind auch spezielle Diäten in der Brustkrebsprävention ein Thema in der medizinischen Literatur. Jedoch kann bis dato **keine bestimmte Diät zur Brustkrebsprävention** empfohlen werden. Weder eine mediterrane noch eine vegetarische oder fettarme Ernährungsweise haben nachweislich einen Einfluss auf das Risiko, an Brustkrebs zu erkranken. Studien zur Verbreitung und tierexperimentelle Studien zeigen allerdings, dass bei Übergewicht die dauerhafte Reduktion der Gesamtkalorienmenge um zirka ein Drittel, verbunden mit einer Reduktion des Body-Mass-Index (BMI) auf das Normalgewicht, die Erkrankungshäufigkeit und das Langzeiterkrankungsrisiko senkt und die Lebensdauer verlängert.

Studien des US National Cancer Institute haben ergeben, dass der regelmäßige Konsum von Alkohol (auch in kleinen Mengen) zur Erhöhung des Brustkrebsrisikos beitragen kann. Besonders jene Brustkrebsarten, die östrogenrezeptor- und progesteronrezeptor-positiv sind, seien betroffen. **Achten Sie daher auf eine gesunde, abwechslungsreiche und ausgewogene Kost!**

Beachten Sie beim Konsum von Alkohol die Empfehlungen für eine gesunde Ernährung:

- Es gelten max. 500 ml Bier täglich bei Männern, 300 ml Bier bei Frauen bzw. $\frac{1}{4}$ l Wein bei Männern, $\frac{1}{8}$ l Wein bei Frauen.
- Vermeiden Sie jedoch regelmäßigen Alkoholkonsum – schon ein einziges alkoholisches Getränk am Tag kann das Brustkrebsrisiko erhöhen.
- Am besten ist es somit, keinen bzw. nur selten Alkohol zu trinken.

Die sportwissenschaftlichen Empfehlungen zur Krebsprävention sind uneinheitlich und reichen von 3-mal pro Woche jeweils 30 Minuten bis hin zu vier Stunden Sport pro Woche. Bewusste, regelmäßige und moderate Bewegung in Kombination von Kraft- und Ausdauersport steigert jedenfalls die Gesundheit, das Wohlbefinden und die Lebensqualität. Nutzen Sie also jede Gelegenheit, Bewegung zu machen.

Ernährungsempfehlungen im Überblick:

- gesunde und ausgewogene Ernährung laut Ernährungspyramide von Kindesalter an (siehe S. 28)
- „5 a day": 3-mal pro Tag eine Handvoll Gemüse und 2-mal pro Tag eine Handvoll Obst
- reichlich Ballaststoffe (in Form von Vollkornprodukten, Körnern, Samen, Hülsenfrüchten u. a.)
- ideales Körpergewicht anstreben und halten: Body-Mass-Index (BMI) von 20–25 (BMI = Gewicht in Kilogramm/(Größe in m)^2)
- Reduktion von tierischen Fetten aus Fleisch und Wurst; günstiger sind ungesättigte pflanzliche Öle (Rapsöl, Olivenöl etc.) oder Fischöl
- Konsum von rotem Fleisch reduzieren
- Lebensmittel abwechslungsreich auswählen und verzehren
- auf verträgliche Zubereitung der Speisen achten (dünsten und kochen statt braten und grillen)
- auf unnötige Zusätze von Vitaminen und Spurenelementen verzichten (z. B. Kapseln, Tabletten, …)
- ausreichend körperliche Aktivität
- alkoholische Getränke meiden oder nur selten genießen
- auf Nikotin verzichten

MEDIZINISCHE THERAPIE

Wenn Sie unter Nebenwirkungen leiden, informieren Sie bitte Ihre Ärztin bzw. Ihren Arzt. In sehr vielen Fällen können diese Nebenwirkungen durch medizinische Mittel gelindert werden!

Als Ende des letzten Jahrhunderts Josef Rotter und William Stewart Halsted für die Therapie eines bösartigen Tumors der weiblichen Brust nicht nur eine Amputation der Brust, sondern auch die Entfernung des großen und kleinen Brustmuskels durchführten, standen ihnen anfänglich keine begleitenden Therapiemöglichkeiten zur Verfügung. Um Leben zu erhalten, wurde möglichst radikal vorgegangen; das kosmetische Ergebnis und die psychologische Belastung der Frau standen damals deutlich im Hintergrund. Dadurch waren gelegentlich gute medizinische, aber katastrophale kosmetische Ergebnisse die Folge.

Da erst viel später die Strahlentherapie und erst in den letzten Jahrzehnten die Hormon- und Chemotherapie Einsatz in der Behandlung fanden und das Tumorverhalten genauer erforscht wurde, traten die brusterhaltenden Operationen in den Vordergrund. Dies war eine Revolution in der Behandlung der Brustkrebserkrankung, die bis zum heutigen Tag die höchstmögliche Verbesserung der persönlichen Lebensqualität bedeutet.

Brustkrebs ist nicht gleich Brustkrebs. Daher erfordert die Empfehlung einer Therapie ein umfangreiches Wissen und zahlreiche heute verfügbare Spezialuntersuchungen am Tumorgewebe und auch bei den Betroffenen. Erst wenn *alle* Informationen zur Verfügung stehen (das kann oft einige Tage dauern), kann eine maßgeschneiderte Therapieempfehlung ausgesprochen werden.

Medizinische Therapieformen

Operation

Durch den Einsatz verschiedenster Punktionsmöglichkeiten (zur Gewinnung von Brustgewebe) für auffällige Veränderungen in der weiblichen Brust (Feinnadelpunktion, Core-Biopsie u. a.) steht in vielen Fällen schon vor der Operation eine Histologie zur Verfügung. Aufgrund dieses Befundes, der Tumorgröße und des zu erwartenden kosmetischen Ergebnisses kann im Idealfall das operative Vorgehen schon im Vorhinein mit der Patientin besprochen und ihren Wünschen angepasst werden. Zwei Drittel aller Tumore können brusterhaltend operiert werden. Nur in einem Drittel der Fälle ist eine komplette Entfernung der Brustdrüse notwendig.

Die Brustentfernung ist häufig dann erforderlich, wenn
····> der Tumor zentral sitzt,
····> es mehrere Herde an verschiedenen Stellen der Brust (multizentrische invasive Herde) gibt,
····> ein ungünstiges kosmetisches Ergebnis (Tumor-Brust-Relation) zu erwarten ist,
····> es sich um einen sogenannten inflammatorischen Brustkrebs, einen Morbus Paget (mit Einschränkung) oder einen invasiven Tumor mit ausgedehnter intraduktaler Komponente (Ausbreitung in den Gängen ohne Durchbruch ins Gewebe) handelt.

Behandelt man die Patientinnen vor der Operation mit einer Chemotherapie bzw. antihormonellen Therapie, ist in 70% bis zu 85% der Fälle eine brusterhaltende Operation mit entsprechender Schnittführung, eventuell unter Mitnahme der Haut, möglich.

Neoadjuvante Chemotherapie
Unter neoadjuvanter Chemotherapie wird die unterstützende Chemotherapie vor einer Operation verstanden. Diese wird beim inflammatorischen Brustkrebs wie auch bei lokal fortgeschrittenen Tumoren angewendet. Als Substanzen werden vor allem anthrazyklinhältige Zytostatika verwendet.
Zytostatika sind Substanzen, die in der Medizin als Arzneistoffe (v. a. im Rahmen der Chemotherapie) eingesetzt werden und die das Zellwachstum bzw. die Zellteilung hemmen.
Es werden im gegebenen Fall vor der Operation zirka zwei bis drei Chemotherapiezyklen (z. B. Endoxan 600 mg/m^2 und Epirubicin 60 mg/m^2 alle drei Wochen) verabreicht. Dabei muss nochmals darauf hingewiesen werden, dass nach heutigem Wissenstand die neoadjuvante Chemothe-

rapie lediglich der Tumorverkleinerung – und damit der Ermöglichung der brusterhaltenden Therapie oder der Erzielung eines besseren kosmetischen Ergebnisses – dient. Der Wächterlymphknoten ist der erste Lymphknoten, der im Lymphabflussgebiet der Brust liegt. Er lässt sich mit einer radioaktiven Substanz darstellen und während der Operation identifizieren. Ist dieser Lymphknoten tumorfrei, werden keine weiteren Lymphknoten aus der Achsel entfernt. Im Falle einer Lymphknotenentfernung aus der Achsel werden nie alle Lymphknoten entfernt, sondern es wird nur ein bestimmtes Gebiet inspiziert und geklärt.

Therapieentscheidung

Zur Entscheidung der weiteren Therapie werden die Tumorgröße, der Lymphknotenbefall, der Rezeptorstatus (Hormon) des Tumors, das Grading (Grad der Abweichung vom normalen Gewebebild), der Her2Neu-Status (Rezeptor, der auf manchen Brustkrebszellen vorhanden ist), der ki67-Wert (Tumorwachstumsmarker), der Menopausenstatus der Patientin sowie deren Alter herangezogen.

Adjuvante Chemotherapie

Unter adjuvanter Chemotherapie wird die unterstützende Chemotherapie verstanden. Prinzipiell kann festgehalten werden, dass jede Patientin – wenn angezeigt – von einer adjuvanten Chemotherapie profitiert, das genaue Vorgehen muss jedoch immer vom Risiko abhängen.

Chemotherapie greift jede sich schnell teilende Zelle an. Dazu zählen nicht nur Tumorzellen, sondern auch gesunde Zellen. Dennoch überwiegt die Tumorkontrolle, da der Körper die Zellart der guten Zellen nachbilden kann. Die Nebenwirkungen sind abhängig davon, welche gesunde Zellart betroffen ist (Blutbild, Schleimhäute, Magenschleimhäute). Praktisch jede Chemotherapie führt ohne Begleitmedikation zu Übelkeit und Erbrechen und muss daher standardmäßig therapiert werden, was wiederum oftmals zu Stuhlunregelmäßigkeiten und Verfärbungen von Harn und Stuhl führt.

Es stehen die verschiedensten Substanzen zur Verfügung. Welche für die jeweilige Tumorart am besten geeignet ist, geht aus weltweiten Studien hervor. Die Chemotherapie dauert im Schnitt rund sechs Monate.

Hormontherapie (Endokrine Therapie)

Die Bestimmung des Hormonrezeptors erfolgt im Brusttumor. 30–70 % der Tumore zeigen ein hormonabhängiges Wachstum. Hormontherapien können die gesamte Hormonausschüttung blockieren – wie nach einer Eierstockentfernung –, aber auch die Umwandlung zu Östrogenen im Gewebe bzw. die Rezeptoren für Östrogene blockieren. Als Substanzklassen stehen Antiöstrogene, GNRH-Analoga und (selektive und nicht selektive) Aromatase-Hemmer sowie Gestagene zur Verfügung.

Strahlentherapie

Die Strahlentherapie nach brusterhaltender Operation führt zu einer deutlichen Senkung des lokalen Wiederauftretens des Brusttumors. Eine Bestrahlung erfolgt mit Photonen, Kobalt 60 bzw. Linearbeschleuniger. Der Bestrahlungsbeginn sollte zwei bis fünf Wochen nach dem operativen Eingriff oder im Sandwichverfahren mit der Chemotherapie erfolgen. Die Bestrahlungsdauer beträgt im Schnitt fünf Wochen. Als Herddosis werden 50 Gray (Gy, Maßeinheit) verabreicht.
Unvermeidlich ist die Strahlentherapie i. d. R. nach Brustentfernung bei Tumorgrößen von mehr als 4 cm, bei brustwandnahen Tumoren, bei inkomplett (nicht im Gesunden) entfernten Tumoren und einer Mitbeteiligung der Haut (Infiltration) oder des Brustmuskels.

Strahlentherapie der Lymphabflusswege

Die Strahlentherapie der Lymphabflusswege wird nur in einigen wenigen Fällen durchgeführt.

Monoklonale Antikörper und Angiogenasehemmer

Weist der Tumor einige spezielle Eigenschaften auf, können diese mit den oben genannten Substanzen behandelt werden. Es hat keinen Sinn, einen Tumor, der diese Eigenschaften nicht hat, diesen Substanzen auszusetzen, da sie für den Tumor wirkungslos sind, jedoch beträchtliche Nebenwirkungen (Herzerkrankungen, Blutungsneigung, Blutdruckentgleisungen) haben.

ERNÄHRUNGSTHERAPIE

Begleitende Ernährungstherapie

Die Ernährungstherapie stellt eine wichtige und ergänzende Säule in der Behandlung von Brustkrebs dar. Die lebenserhaltenden Therapieformen wie Operation, Hormontherapie (Endokrine Therapie), Chemotherapie und Strahlentherapie können Nebenwirkungen verursachen, die durch die Ernährung positiv beeinflusst werden können. In der Krankheitssituation erhalten Essmotive eine neue Bedeutung: Geschmack und Appetit als Genuss, jedoch verbunden mit der Sorge um Verträglichkeit sowie Sicherheit der Speisen und Lebensmittel, werden relevant.

Die folgenden **Ernährungsempfehlungen** sollen Sie je nach Beschwerden unterstützen und Ihnen helfen, Ihre Lebensqualität zu steigern.

Prinzipiell ist es empfehlenswert, vor der Chemo- oder Strahlentherapie eine leicht verdauliche, kleine Mahlzeit einzunehmen. Wenn Ihnen in der Vergangenheit bei einer Therapiesitzung übel wurde, sollten Sie davor nicht Ihr Lieblingsessen verzehren. Denn Speisen werden oft unbewusst mit einer zeitlich nahen, als sehr belastend erlebten Situation in Verbindung gebracht und sind dann negativ verknüpft.

Beschwerden des Magen-Darm-Trakts

Primär stehen bei der Ernährungstherapie die Vermeidung von Beschwerden, die Erhaltung von Gewicht und Muskelmasse sowie die Steigerung der Lebensqualität im Vordergrund.

Die nachfolgend angeführten Beschwerden rund um den Magen-Darm-Trakt können auf medikamentöse Therapie (Chemotherapie), Strahlentherapie, aber auch psychosoziale Einflüsse zurückzuführen sein.

Allgemeiner Hinweis zu möglichen Beschwerden des Magen-Darm-Trakts:

Sollte keine Besserung der Beschwerden eintreten, informieren Sie bitte umgehend Ihre Ärztin bzw. Ihren Arzt (vor allem nach drei Tagen bei starken Flüssigkeitsverlusten, nach anhaltender unzureichender Flüssigkeits- und Nahrungszufuhr)!

Entzündungen der Mundschleimhaut und des Rachenbereichs

Eine Entzündung der Mundschleimhaut (Stomatitis), die häufig in Kombination mit wunden Stellen (Mukositis) auftritt, kann durch Chemo- und Strahlentherapie verursacht werden. Die Therapie erfolgt in erster Linie mit Mundspüllösungen und die Einnahme von Antibiotika und Antimykotika.

Ernährungsempfehlungen:

- Weiche und breiige Lebensmittel und Speisen sind aufgrund ihrer Konsistenz besser geeignet. Kantige Lebensmittel mit grober Struktur (harte Rinde, sehr trockenes Gebäck, Krusten, rohes Gemüse) können zu Schmerzen führen und die Schleimhaut zusätzlich reizen.

- Bei massiven Entzündungen kann kurzfristig eine flüssige bis flüssig-breiige Kost notwendig sein (Konsistenz ähnlich wie bei Babygläschen, Naturjoghurt, Nektar).

- Vermeiden Sie Fruchtsäuren (v. a. Zitrusfrüchte) aus Fruchtsäften, Früchtetee sowie Kohlensäure und Essig. Alternativ dazu können Babysäfte, Karottensaft und Gemüsesäfte mit Wasser verdünnt getrunken werden.

- Auch Alkohol, Kaffee und Nikotin reizen die Schleimhaut.

- Die Speisen und Lebensmittel sollten saftig (eventuell gesonderte Zugabe von milden Saucen), klein geschnitten, mild gewürzt, gut temperiert, energie- und eiweißreich sein.

- Bei eingeschränkter Nahrungsaufnahme ist eine Anreicherung von Lebensmitteln mit Öl, Butter, Sahne, Crème fraîche bzw. Modulen empfehlenswert (siehe Kapitel „Mangelernährung" ab S. 30).

- Gut gekühlte und eventuell mit Wasser verdünnte Trinknahrungen (ohne Fruchtsäure) können zur Unterstützung der Energie- und Nährstoffzufuhr mit einem Trinkhalm getrunken werden. Tipp: Trinknahrung zur Kühlung und Verdünnung mit Eiswürfeln kombinieren.

- Sehr klebriges Kartoffelpüree und Milchspeisebreie wie Hafer-, Reis- oder Grießbrei eher vermeiden! Sie bleiben häufig schmerzhaft in der Mundhöhle kleben und setzen die Speichelproduktion herab, was wiederum zum Verschleimen führen kann.

- Kühle Getränke sowie Eiswürfel in runder Form (aus dem Eiswürfelbeutel) aus Ananassaft (Inhaltsstoffe haben positive Wirkungen auf die geschädigte Schleimhaut), Salbeitee oder Wasser lindern die Entzündung.
- Suppen und Getränke können bei schmerzhaften Stellen auf den Lippen, im Mund oder am Zahnfleisch mit einem Trinkhalm getrunken werden.
- Bei Aphthen (kleinen Geschwüren an der Mundschleimhaut): Propolis (Bienenharz) ist in Apotheken als 10%ige Propolis-Lösung erhältlich. Tragen Sie diese mehrmals täglich auf die Aphthen auf, dadurch bildet sich ein schmerzstillender Film über die Entzündungsherde. Auch Lakritze soll Linderung verschaffen.
- Mund- und Zahnpflege: Milde Mundspüllösungen aus der Apotheke (z. B. Glandomed®), Salbei- oder Eibischtee, mildes Salz- oder Honigwasser eignen sich gut für Spülungen der Mundhöhle. Putzen Sie die Zähne mit einer sehr weichen Zahnbürste. Tipp: Tauchen Sie die Zahnbürste einige Zeit in kochend heißes Wasser, damit sie weicher wird. Ersetzen Sie scharfe Zahnpasta durch Zahnöl oder fluoridreiches Zahngel.

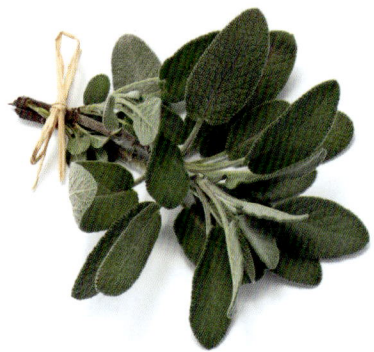

Trockene Mundschleimhaut

Chemotherapien führen häufig zu einer zähflüssigen und reduzierten Speichelproduktion. Aber auch aufgrund von Wassermangel und fehlender Nahrungsaufnahme kann die Mundschleimhaut austrocknen (Xerostomie). Linderung des Trockenheitsgefühls verschaffen eine sorgfältige Mundpflege und der Einsatz von Speichelersatzprodukten.

Ernährungsempfehlungen:

- Achten Sie auf eine ausreichende Flüssigkeitszufuhr – auch durch isotone Getränke (siehe Rezeptteil ab S. 107). Spezielle Tees wie Zitronen(melisse)- und Pfefferminztee regen die Speichelproduktion an. Trinken Sie, wenn nötig, zu jedem Bissen. Verzichten Sie jedoch auf Alkohol, Salbei- und Kamillentee – sie trocknen die Mundschleimhaut aus.

- Bevorzugen Sie Speisen und Getränke mit hoher Energie- und Nährstoffdichte (siehe Kapitel „Mangelernährung" ab S. 30).

- Speisen und Lebensmittel sollten weich sein und einen hohen Flüssigkeitsanteil aufweisen, z. B. rohes Obst, Kompotte, Fruchtmus; rohes Gemüse, Gemüsesaucen; Suppen; saftige Gerichte wie Geschnetzeltes, Frikassee, Rührei; Beilagen (Teigwaren, Reis, Kartoffeln, Semmelknödel, Polenta, Couscous, Bulgur etc.) mit Saft; Pudding.

- Haferschleim-, Reisschleim- und Grießsuppen werden häufig als angenehm empfunden, da sie den Magen-Darm-Trakt „auskleiden".

- Das Kauen von zuckerfreien Kaugummis, Petersilien-, Minze- oder Zitronenmelisse-Blättern kann die Speichelproduktion anregen. Das Lutschen von Eiswürfeln hält die Mundhöhle feucht. Runde Eiswürfel aus Ananassaft, Tonic Water, Tees oder Wassereis kühlen und verschaffen Abwechslung im Geschmack.

- Reduzieren Sie bei Mundtrockenheit den Konsum von Milch (als Getränk) und Bananen, sie fördern die Bildung von dickflüssigem und zähem Speichel.

- Ölziehen/Ölkur ist ein alter Brauch und wird häufig als angenehm empfunden: Dafür wird ein wenig Butter, Oliven-, Weizenkeim- oder Mandelöl in der Mundhöhle und durch die Zähne hin- und hergezogen, anschließend ausgespuckt, dann mit Wasser nachgespült; eventuell können auch mit einer weichen Zahnbürste vorsichtig die Zähne geputzt werden.

- Milde Mundspüllösungen und -sprays (z. B. Glandomed®, Glandosane Spray® aus der Apotheke, Salz- oder Honigwasser) lösen zähflüssigen Schleim, lindern die Schmerzen und erfrischen.

Geschmacks- und Geruchsveränderungen

Vor allem Chemo- und Strahlentherapie – jedoch auch Wassermangel im Körper – können zu einer Verminderung bzw. Veränderung des Geruchs- und Geschmackssinns führen. Viele Betroffene berichten von einem metallischen oder salzigen Nachgeschmack sowie von dem Eindruck, Lebensmittel aus Plastik zu essen.

Zudem werden viele Betroffene stark geruchsempfindlich. Manche Gerüche werden als abstoßend empfunden. Oft besteht eine Abneigung gegen Fleisch und Wurst.

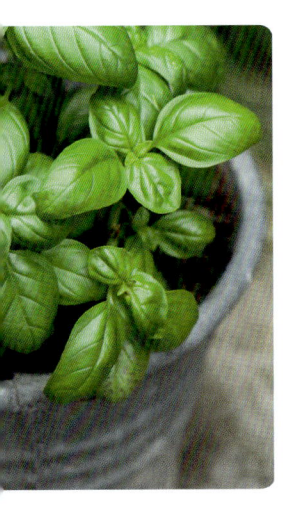

Ernährungsempfehlungen:

- Getränke mit Bitterstoffen (z. B. Bitter Lemon, Tonic Water, Grapefruitsaft) sowie Mundspülungen mit milden Lösungen (z. B. Glandomed®), Sekt, kühle Getränke sowie Tees können gegen unangenehmen Geschmack helfen.

- Reduzieren Sie bei salzigem Geschmack den Salzgehalt (keine Fertigprodukte; milde Speisen bevorzugen) und verfeinern Sie Gerichte mit schmackhaften und frischen Kräutern wie Basilikum, Rosmarin oder Oregano.

- Fleisch, Fisch und Eier sind wichtige Eiweißlieferanten in der Ernährung. Bei Abneigung sollten Sie stattdessen Milchprodukte, Tofu oder – nach Verträglichkeit – Hülsenfrüchte verzehren.

- Süße und cremige Speisen wie Pudding, Milchspeisen, süße Hauptspeisen, Dessertcremes und Dessertjoghurts werden oft als angenehm empfunden.

- Lutschen Sie saure Bonbons (z. B. Zitronengeschmack) und Eiswürfel (z. B. aus Ananas- oder Limettensaft).

- Verwenden Sie bei metallischem Geschmack im Mund Besteck aus Plastik.

- Kalte bzw. kühle Speisen sind weniger geruchsintensiv. Decken Sie die Lebensmittel während des Kochvorgangs ab.

- Auch ein Zinkmangel kann die oben beschriebenen Symptome hervorrufen. Sprechen Sie diesbezüglich mit Ihrer Ärztin bzw. Ihrem Arzt.

Übelkeit und Erbrechen

Diese Beschwerden treten sehr häufig nach der Therapie auf. Meistens werden die Symptome durch Reizung bzw. Schädigung der Zellen im Magen-Darm-Trakt ausgelöst, bei der ein Gewebehormon (Serotonin) freigesetzt wird. Dieses leitet Signale an das Brechzentrum im Gehirn weiter, wodurch akute (innerhalb von 24 Stunden) oder verzögerte (nach 24 Stunden) Übelkeit und anschließendes Erbrechen ausgelöst werden kann. Medikamente (Antiemetika) und Maßnahmen wie Atemübungen, Bewegung an der frischen Luft oder lockere Kleidung können zur Linderung beitragen. Sprechen Sie darüber so früh wie möglich mit Ihrer Ärztin bzw. Ihrem Arzt.

Ernährungsempfehlungen:

- Vor einer Chemotherapiesitzung empfiehlt es sich, eine leicht verdauliche, kleine Speise zu verzehren, da häufig die Magenentleerung verlangsamt wird.

- In den darauffolgenden Tagen (3–4 Tage) ist das „flaue" Gefühl im Magen oft noch ein unangenehmer Begleiter. Essen Sie daher mehrmals pro Tag kleine, leicht verdauliche Mahlzeiten (siehe Rezeptteil ab S. 49). Vor allem sehr fette und sehr süße Speisen führen häufig zu Unwohlsein.

- Essen Sie langsam und kauen Sie gut. Bevorzugen Sie weiche und cremige Speisen.

- Kalte Gerichte verbreiten generell weniger Geruch und sind deshalb besser zum Verzehr geeignet.

- Bleiben Sie nach dem Essen aufrecht sitzen oder legen Sie sich mit leicht erhöhtem Oberkörper hin.

- Unangenehme Gerüche (Zigarettenrauch, Raumduft und Parfum, Kochdunst) können die Übelkeit steigern und sollten daher gemieden werden. Lüften Sie den Raum vor und nach dem Essen großzügig.

- Beilagen wie Nudeln, Reis, Kartoffeln, Püree, Knödel, Polenta sowie Brot und Gebäck sind geruchs- und geschmacksarm und werden daher häufig gut vertragen. Diesen Effekt haben auch einige eiweißreiche Lebensmittel wie Naturjoghurt, Topfen bzw. Quark, Cottage Cheese, Eier oder Tofu.

- Achten Sie auf eine ausreichende, jedoch langsame Flüssigkeitszufuhr. Vor allem kühle und isotone Getränke (siehe Rezeptteil ab S. 107) haben einen ernährungstherapeutischen Effekt.

- Spezielle Tees verschaffen Linderung, z.B. Käsepappel-, Kräuter-, Schwarz-, Pfefferminz-, Kamillen- und vor allem Ingwertee. Knabbern Sie zwischendurch und morgens (ca. 30 Minuten vor dem Aufstehen) trockenes und eventuell salziges Gebäck wie Zwieback, Butterkekse, Knäckebrot (Leicht und Cross®), Salzstangerl, Reiswaffeln, Cracker.

- Milde Mundspüllösungen, Pfefferminztee, Lutschbonbons und Zähneputzen mit einer weichen Zahnbürste verhindern einen unangenehmen Nachgeschmack und vermitteln das Gefühl von Frische im Mund.

- Essen sollte bei Übelkeit und Erbrechen kein Zwang sein. Wichtig ist, sich selbst zu motivieren! Sollten Sie jedoch die Übelkeit nicht überwinden können, sprechen Sie mit Ihrer Ärztin bzw. Ihrem Arzt bezüglich einer intravenösen Infusion zur Überbrückung der schwierigen Zeit. Bei dieser Art der künstlichen Ernährung werden Nährstoffe durch eine Infusion direkt in die Blutbahn verabreicht, das heißt, der Verdauungstrakt wird umgangen.

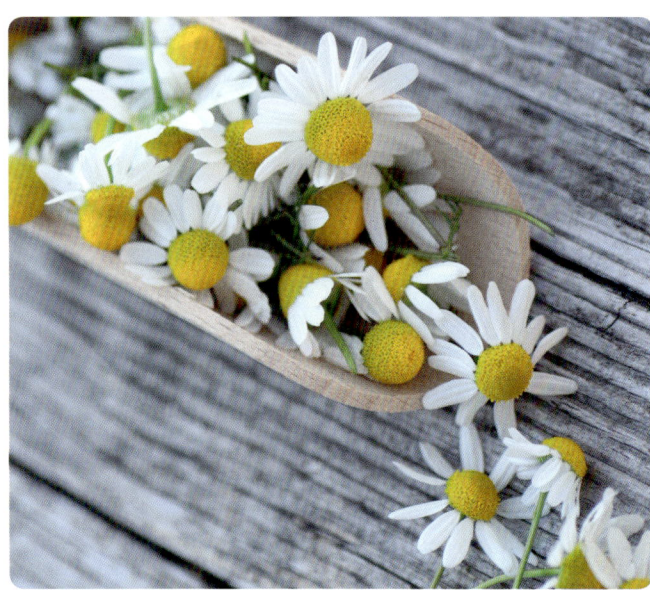

Durchfall

Durchfall (Diarrhö) kann infolge von Chemo- sowie Strahlentherapie, Darminfektionen (v. a. bei Immunschwäche), Antibiotikaeinnahme, Verdauungsstörungen und Nahrungsmittelintoleranzen jeder Art oder durch die Einnahme von Nahrungsergänzungsmitteln (Kalzium, Magnesium, Kalium) auftreten. Neben Medikamenten gegen Diarrhö und speziellen Kapseln zur Unterstützung der Verdauung kann außerdem eine richtige Zusammenstellung der Lebensmittel den Durchfall lindern.

Ernährungsempfehlungen:

- Achten Sie auf reichliche Flüssigkeitszufuhr von mind. 2–3 Litern täglich, um das Austrocknen des Körpers zu vermeiden. Davon sollte idealerweise mindestens 1 Liter an isotonen Getränken getrunken werden; sie können Elektrolytentgleisungen vorbeugen (siehe Rezeptteil ab S. 107).

- Schwarztee (mindestens 15 Minuten ziehen lassen) oder Heidelbeertee (mindestens 10 Minuten ziehen lassen) wirken stopfend. Alle zubereiteten Tees sollten Sie stets mit Traubenzucker süßen und leicht salzen. Auch der Verzehr von warmer Gemüse- oder Fleischbrühe hilft, die nötige Flüssigkeits- und Elektrolytzufuhr zu erreichen.

- Hafer-, Reis- und Grieß(schleim)suppen können Linderung verschaffen.

- Heidelbeermus, geschabte Äpfel oder Karotten, aufgeschlagene Banane und Karottensuppe sind alte Hausmittel, die gute Erfolge erzielen.

- Stopfende Lebensmittel wie altbackenes Brot, getoastetes Weiß- und Toastbrot, Zwieback, Reis, Nudeln, Kartoffeln, getrocknete Heidelbeeren (3–5 Stück gut kauen) und Schokolade mit hohem Kakaoanteil (ca. 70 %) wirken günstig.

- Sauermilchprodukte wie Joghurt, Buttermilch oder Sauermilch helfen Ihnen, Ihre Darmflora wieder aufzubauen. Probiotika aus der Apotheke (z. B. Omni-Biotic 6 oder 10®) können außerdem unterstützen. Vorsicht: während der Therapie und bei Immunschwäche nur nach Rücksprache mit Ihrer Ärztin bzw. Ihrem Arzt einsetzen.

Verstopfung

Vor allem in den ersten Tagen nach der Chemotherapie klagen Patientinnen oft über Verstopfung (Obstipation). Verstopfung kann jedoch auch aufgrund von diversen Medikamenten (Opiate), reduzierter Aufnahme von Flüssigkeit und Lebensmitteln sowie Schwäche und Mangel an Bewegung auftreten. Die richtige Kostzusammenstellung und ausreichende Flüssigkeitszufuhr kann in manchen Fällen die Einnahme von Medikamenten und Nahrungsergänzungsmitteln reduzieren oder sogar ersetzen.

Ernährungsempfehlungen:

- Auch hier spielt die Trinkmenge eine große Rolle! Achten Sie darauf, ausreichend Flüssigkeit (mind. 2 Liter täglich) zu sich zu nehmen. Vermeiden Sie jedoch stark kohlensäurehaltige Getränke sowie sehr süße und saure Säfte. Ideal: Säfte 1:1 mit Wasser verdünnen. Beginnen Sie bereits mit einem großen Glas lauwarmem Wasser oder Tee morgens auf nüchternen Magen.

- Erhöhen Sie Ihren Ballaststoffanteil in der Ernährung durch fein vermahlene Vollkornprodukte (z. B. Grahamweckerl/-brötchen, Vollkorntoastbrot, Vollkornnudeln) sowie Obst, Gemüse und Salat zu jeder Mahlzeit. Vermeiden Sie bei Magen-Darm-Beschwerden ganze Körner und Fasern.

- Sauermilchprodukte wie Joghurt, Bifidusmilch, Acidophilusmilch, Buttermilch und Kefir sollten täglich als Zwischenmahlzeit verzehrt werden. Außerdem können in diese Zwischenmahlzeit oder in Fruchtmus ein Esslöffel feine Haferkleie, geschroteter Flohsamen (Plantago ovato) oder lösliche Ballaststoffe aus der Apotheke (z. B. OptiFibre®) eingerührt werden – dazu muss zusätzlich mindestens ¼ Liter Flüssigkeit getrunken werden!

- Nahrungsergänzungsmittel aus der Apotheke helfen die Darmträgheit zu reduzieren (z. B. Caricol®).

- Achten Sie darauf, regelmäßige, kleine Mahlzeiten einzunehmen, diese gut zu kauen und sich Zeit dafür zu lassen.

- Meiden Sie große Mengen von stopfenden Lebensmitteln wie Weißmehlprodukte (Weißbrot, Semmeln, Teigwaren etc.), Bananen, Reis, Kartoffelpüree, Schokolade oder Heidelbeeren.

- Regelmäßige Bewegung regt die Darmtätigkeit an und steigert das Wohlbefinden.
- Die tägliche Einnahme von ca. 300 mg Magnesium hat eine leicht abführende Wirkung und kann ebenfalls empfohlen werden.
- Auch sulfatreiches Mineralwasser (wie z. B. Contrex® oder Rogaska®) kann die Verdauung positiv unterstützen.

Blähungen

Häufig werden Magen-Darm-Beschwerden wie Durchfall und Verstopfung von Blähungen begleitet. Neben speziellen Kapseln (z. B. Pankreoflat®) oder Tropfen (z. B. Iberogast®) zur Unterstützung der Verdauung sowie von Ihrer Ärztin bzw. Ihrem Arzt empfohlenen Medikamenten können die folgenden Empfehlungen helfen.

Ernährungsempfehlungen:

- Fenchel, Kümmel und Anis in Form von Tees bzw. Gewürzen oder einfach das Kauen der Samen kann Linderung schaffen.
- Kohlensäure kann die Problematik verschlimmern – bitte meiden!
- Sorbit, Mannit und Xylit sind sogenannte Zuckeralkohole, die vor allem in zuckerreduzierten/-freien Getränken, Bonbons, Kaugummis und Zahnpasten Einsatz finden. Diese können zu Blähungen führen.
- Leicht verdauliche Lebensmittel, mehrere kleine Mahlzeiten pro Tag, langsames Essen und gutes Kauen sowie leichte Abendmahlzeiten reduzieren einen Blähbauch.
- Wichtig ist auch, dass Sie auf persönliche Unverträglichkeiten achten. Auch die Reduktion des Fruktose- und Laktosegehalts in der Ernährung kann helfen. Ersetzen Sie daher vor allem flüssige, ungesäuerte Milchprodukte (wie Trinkmilch oder Molke) durch laktosefreie Alternativen. Meiden Sie Fruktosebomben wie Fruchtsaft und -nektar, Trockenfrüchte und Wellnessgetränke.
- Fein vermahlene Ballaststoffe in Brot und Gebäck (z. B. Grahamweckerl/-brötchen, Vollkorntoastbrot) oder Misch-

brot sind leichter verdaulich als ganze Körner und Samen (z. B. Sonnenblumenkerne, Kürbiskerne, ganze Leinsamen).

- Altbackenes Brot und Gebäck ist bekömmlicher als frisches. Durch zusätzliches Toasten wird es außerdem bekömmlicher.

- Gekochtes Obst (Kompott, Mus) und Gemüse werden im Gegensatz zu Rohkost viel besser vertragen. Bevorzugen Sie leicht verdauliche Gemüsesorten wie Fenchel, Karotten, Kürbis, Auberginen, passierten Spinat, Spargelspitzen, Wurzelgemüse oder Zucchini. Blähendes und sehr schwer verdauliches Gemüse (wie z. B. Hülsenfrüchte, Knoblauch, Kohl, Kraut, Sauerkraut, Zwiebeln) sollte gemieden werden. Rezepte dazu finden Sie im Rezeptteil „Leicht bekömmliche Ernährung" ab S. 79.

- Sauermilchprodukte wie Joghurt, Buttermilch oder Sauermilch sind geruchshemmend und liefern dem Darm gesunde Milchsäure. Zusätzlich können Sie die Darmflora durch Probiotika aus der Apotheke (z. B. Omni-Biotic 6 oder 10®) unterstützen. Vorsicht: während der Therapie und bei Immunschwäche nur nach Rücksprache mit Ihrer Ärztin bzw. Ihrem Arzt einsetzen. Fenchel, Kümmel und Anis in Form von Tees bzw. Gewürzen oder einfach das Kauen der Samen kann Linderung schaffen.

Laktoseunverträglichkeit

Im Laufe der Therapie kann es aufgrund der Schädigung der Darmschleimhaut zu einer (vorübergehenden bzw. sekundären) Laktoseintoleranz (Milchzuckerunverträglichkeit) kommen. Durch das Fehlen oder eine verringerte Aktivität des Enzyms Laktase wird die Laktose nicht in die Einfachzucker Glukose und Galaktose gespalten. Die häufigsten Symptome sind Bauchschmerzen, Völlegefühl, Bauchkrämpfe, Übelkeit und Durchfall. Diese Intoleranz ist relativ weit verbreitet. Milchzucker kommt ausschließlich in Milch und Milchprodukten vor, wobei Milch den höchsten Anteil enthält. Gesäuerte Milchprodukte (Joghurt, Butter- und Sauermilch) weisen hingegen einen geringeren Milchzuckergehalt auf. Hart- und Schnittkäse sind durch den Reifeprozess so gut wie laktosefrei. Laktosefreie Milchprodukte sind heute im Handel breit verfügbar. Sie helfen, den Eiweiß- und Kalziumbedarf im Rahmen der gesunden Ernährung zu decken.

Ernährungsempfehlungen:

- Reduzieren bzw. meiden Sie laktosereiche Produkte so weit wie möglich (z. B. Milch, Molke, Sahne). Verwenden Sie stattdessen unbedingt laktosefreie Alternativen, um die Eiweiß- und Nährstoffzufuhr durch Milchprodukte sicherzustellen.

- Kleine Mengen Topfen bzw. Quark, Hüttenkäse und die meisten Frischkäsezubereitungen sowie Joghurt und Sauerrahm werden meist gut vertragen.

- Alle Hartkäse- und Schnittkäsesorten enthalten nur sehr geringe Mengen an Laktose.

- Sollten Sie Milchprodukte ganz meiden müssen, greifen Sie zu kalziumangereichertem Milchersatz (Soja-, Reis-, Hafermilch) und trinken Sie kalziumreiches Mineralwasser ($>$ 150 mg Ca/l).

- Beim Essen außer Haus bzw. von Fertigprodukten: Verwenden Sie spezielle Nahrungsergänzungsmittel mit dem Enzym Laktase, z. B. Lactrase®, Lactosolv® oder Milimed®.

- Falls Sie den Verdacht haben, dass Sie auch andere Lebensmittel (z. B. Obst und Gemüse) nicht vertragen, wenden Sie sich an eine medizinische Ernährungsberaterin (Diätologin in Österreich bzw. Diätassistentin/Ökotrophologin in Deutschland).

Körpergewicht

Übergewicht

Die Verhinderung von Mangelernährung und Gewichtsverlust ist in der Regel das erste Ziel von ernährungsmedizinischen Beratungen bei Krebserkrankungen. Jedoch nimmt die hormonabhängige Brustkrebserkrankung eine Sonderposition ein, da das hormonabhängige Mammakarzinom und die antihormonelle Therapie zu einer unerwünschten Gewichtszunahme führen können. Der durch die Hormontherapie ausgelöste Östrogenmangel geht mit verstärktem Hungergefühl einher, es kann zu Heißhungerattacken kommen. Andererseits werden Mahlzeiten, die durch die Therapie versäumt wurden, in der Zeit danach mitunter doppelt „nachgeholt". Hinzu kommt, dass viele Betroffene während der Therapie weniger Bewegung machen. Aus wissenschaftlichen Untersuchungen ist jedenfalls bekannt, dass das Erreichen und Halten des Normalgewichts die Prognose bei Brustkrebs verbessert.

Daher ist es besonders wichtig, auf eine gesunde, ausgewogene und fettarme Ernährung mit viel Gemüse, Obst, Vollkornprodukten und ausreichend Eiweiß aus Hülsenfrüchten, fettarmen Milchprodukten, magerem weißen Fleisch und Fisch zu achten. Da vor allem der Erhalt der Muskelmasse wichtig ist, sollte die Alltagsbewegung (z. B. Treppen steigen, zu Fuß gehen) gesteigert und drei Mal pro Woche Sport getrieben werden. Als Getränke sollten nur zuckerfreie Flüssigkeiten getrunken werden. Als Richtlinie kann die österreichische Ernährungspyramide gelten:

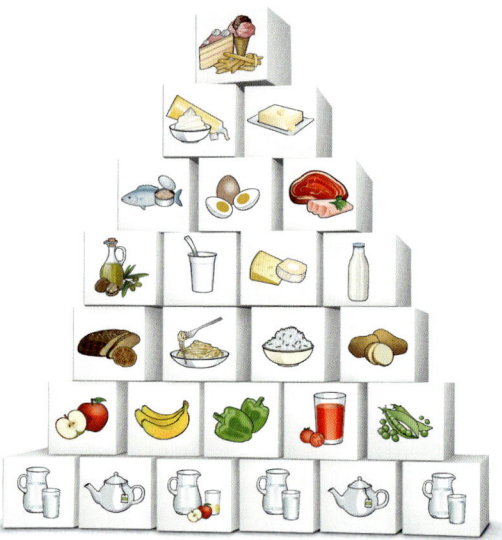

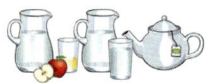

Alkoholfreie Getränke

Trinken Sie täglich mind. 1,5 Liter alkoholfreie, bevorzugt energiearme Getränke in Form von Wasser, Mineralwasser, ungezuckerten Früchte- oder Kräutertees oder verdünnten Obst- und Gemüsesäften. Gegen den täglichen moderaten Konsum von Kaffee, Schwarztee (3-4 Tassen) und anderen koffeinhaltigen Getränken ist nichts einzuwenden.

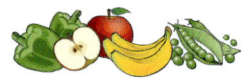

Gemüse, Hülsenfrüchte und Obst

Essen Sie täglich 5 Portionen davon. Ideal sind 3 Portionen Gemüse und/oder Hülsenfrüchte und 2 Portionen Obst. Faustregel: Eine geballte Faust entspricht der Portionsgröße Obst, Gemüse oder Hülsenfrüchte. Essen Sie das Gemüse zum Teil roh und beachten Sie bei der Auswahl der Gemüse- und Obstsorten das saisonale und regionale Angebot.

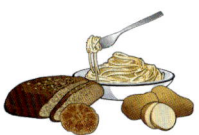

Getreide und Erdäpfel

Essen Sie täglich 4 Portionen Getreide, Brot, Nudeln, Reis oder Erdäpfel (5 Portionen für sportlich Aktive und Kinder). 1 Portion Brot entspricht einer Handfläche, 1 Portion Kartoffeln, Nudeln oder Reis (gekocht) entspricht der Menge von 2 Fäusten. Bevorzugen Sie dabei Produkte aus Vollkorn.

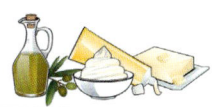

Fette und Öle

Täglich 1-2 Esslöffel pflanzliche Öle, Nüsse oder Samen verzehren, diese enthalten wertvolle Fettsäuren und können daher täglich in moderaten Mengen konsumiert werden. Qualität vor Menge

Streich-, Back- und Bratfette wie Butter, Margarine oder Schmalz und fettreiche Milchprodukte wie Schlagobers, Sauerrahm, Crème Fraîche sparsam verwenden. Achten Sie auf fettarme Zubereitungsmethoden wie z.B. dünsten, garen, grillen statt frittieren oder panieren.

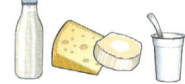

Milch und Milchprodukte

Konsumieren Sie täglich 3 Portionen Milch und Milchprodukte. Bevorzugen Sie fettärmere Varianten. 1 Portion Joghurt, Buttermilch entspricht einem Glas/Becher (ca. 200 ml) und 1 Portion Käse (2 handflächengroße dünne Scheiben). Am besten sind 2 Portionen „weiß" (z.B. Joghurt, Buttermilch, Hüttenkäse) und 1 Portion „gelb" (Käse).

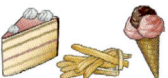

Fettes, Süßes und Salziges

Konsumieren Sie fett-, zucker- und salzreiche Lebensmittel und energiereiche Getränke selten, aber dafür mit Genuss und ohne schlechtes Gewissen. Süßigkeiten, Mehlspeisen, Knabbereien, Fastfoodprodukte und Limonaden sind ernährungsphysiologisch eher weniger empfehlenswert, daher sollte maximal 1 Portion dieser süßen oder fetten Snacks pro Tag konsumiert werden.

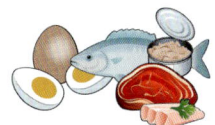

Fisch, Fleisch, Wurst und Eier

Essen Sie pro Woche mind. 1-2 Portionen Fisch und bevorzugen sie dabei fettreichen Seefisch wie Makrele, Lachs, Thunfisch und Hering oder heimischen Kaltwasserfisch wie z.B. Saibling (1 Portion = 1 handtellergroßes, fingerdickes Stück). Essen Sie pro Woche maximal 3 Portionen mageres Fleisch (Portionsgröße wie bei Fisch) oder magere Wurst (bis zu 3 handtellergroße, dünne Scheiben). Rotes Fleisch (z.B. Rind, Schwein, Lamm) und Wurstwaren eher seltener essen. Pro Woche können Sie bis zu 3 Eier konsumieren.

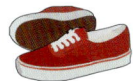

Körperliche Aktivität

Bewegen Sie sich im Alltag so oft wie möglich, damit fördern Sie nachhaltig Ihre Gesundheit und Ihr Wohlbefinden. Empfohlen werden pro Woche ca. 150 Minuten Bewegung mit mittlerer Intensität (z.B. Radfahren, Gartenarbeit, Nordic Walking) und 2 Mal pro Woche muskelkräftigende Übungen.

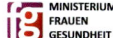
MINISTERIUM FRAUEN GESUNDHEIT

Ernährungsempfehlungen gegen Heißhunger und übermäßiges Essen:

- Gehen Sie nicht hungrig einkaufen, kaufen Sie keine verlockenden Speisen und lassen Sie Essensreste nicht offen stehen!
- Planen Sie Ihr Essen im Voraus und kaufen Sie die Zutaten entsprechend ein (Rezepte im Kapitel „Gesunde Ernährung" ab S. 50).
- Nehmen Sie sich Zeit zum Essen, kauen Sie gut und essen Sie nicht im Stehen.
- Essen Sie regelmäßig drei Mahlzeiten am Tag und machen Sie in der Zwischenzeit Pause.
- Hungern Sie nicht den ganzen Tag, wenn Sie abends ausgehen. Nehmen Sie ein kleines Frühstück und Mittagessen ein.
- Hände weg vom Alkohol – er hat viele Kalorien, hemmt die Fettverbrennung und macht Hunger!
- Lieber den Magen verrenken …? Hören Sie auf, wenn's am schönsten ist!
- Versuchen Sie, sich bei Heißhunger abzulenken (rufen Sie z.B. eine Freundin bzw. einen Freund an, gehen Sie spazieren, üben Sie Ihr Hobby aus). Wenn das nicht hilft, trinken Sie ein Glas lauwarme Gemüsebrühe, essen Sie Essiggurken, 2–3 Blatt Schinken oder fettarmen Hüttenkäse.

Mangelernährung, Untergewicht, Kachexie (Kräfteverfall)

Mangelernährung kann jeden treffen – vor allem bei (vormals) Übergewichtigen kommt es häufig zum sogenannten Anorexie-Kachexie-Syndrom mit Appetitmangel und dadurch bedingter Abnahme an Körpergewicht, vor allem an Muskelmasse. Das hat zunehmende Schwäche, Müdigkeit, stärkere Therapienebenwirkungen und einen Verlust an Lebensqualität zur Folge. Daher ist es wichtig, mit der Ernährung gegenzusteuern. Bei metastasierenden Brustkrebsarten wiederum kann es durch die Krankheit selbst, aber auch durch die Chemotherapie zu Appetitlosigkeit und Gewichtsverlust, gepaart mit Übelkeit, Verstopfung und unzureichender Flüssigkeitszufuhr kommen.

Das Körpergewicht oder der Body-Mass-Index (BMI) allein sagen nicht aus, ob eine Mangelernährung vorliegt, da der Muskelverlust nur über eine regelmäßige Messung der Körperzusammensetzung (z. B. mittels Bio-Impedanz-Analyse) sichtbar wird. Spätestens bei einem ungewollten Gewichtsverlust von 5 % und mehr vom Ausgangsgewicht wird jedoch von Mangelernährung gesprochen; hier sollte auf eine kalorien- und eiweißreiche Ernährung geachtet werden. Diese soll vor allem den fortschreitenden Verlust der Muskelmasse verhindern. Eine ausreichende Eiweißzufuhr kann mithilfe von Eiweißportionen erreicht werden.

Ermittlung des täglichen Eiweißbedarfs

Schritt 1: Eiweißbedarf je nach Aktivitätsgrad definieren

Eiweißbedarf	Aktivitätsgrad
0,8 g	bei normaler körperlicher Aktivität
0,9–1,2 g	ab 65 Jahren, bei gesteigerter Aktivität
1,2–1,7 g	bei mangelhaftem Ernährungszustand, zum gezielten Muskelaufbau, bei hoher körperlicher Aktivität

Schritt 2: Errechnen der täglichen Eiweißmenge

Eiweißmenge pro Tag in Gramm = Körpergewicht in kg x Eiweißbedarf

Falls notwendig: Korrektur von Über- oder Untergewicht
Bei Über- oder Untergewicht kann das für die jeweilige Körpergröße entsprechende Normalgewicht verwendet werden (Normalgewicht lt. Broca = Körpergröße in cm – 100)
z. B. 70 kg x 1,5 g Eiweiß = 105 g Eiweißbedarf pro Tag

Schritt 3: Umrechnen in Eiweiß-Portionen

Nachfolgende Tabelle zeigt ihnen die Anzahl der Eiweiß-Portionen pro Tag.

Eiweißbedarf	Portionen Eiweiß pro Tag
51–60 g	2–3 Portionen
61–70 g	3–4 Portionen
71–80 g	4–5 Portionen
81–90 g	5–6 Portionen
91–100 g	6–7 Portionen
› 101 g	individuelle Abklärung durch ernährungsmedizinische Fachkraft nötig

1 Portion entspricht 10 g biologisch hochwertigem Eiweiß aus ...

... 300 ml Milch, Buttermilch, Joghurt, Sojamilch etc.
... 100 g (ca. 4 EL) Topfen/Quark, Frischkäse, Hüttenkäse
... 50 g Käse
... 50 g Wurst, Schinken
... 50 g Fisch, Fleisch (roh gewogen)
... 1 Ei (Gewichtsklasse L)
... 180 g Linsen, Bohnen, Kichererbsen (aus der Dose)
... 150 g Erbsen (frisch oder tiefgekühlt)
... 100 g Tofu

Günstige Lebensmittelkombinationen aus pflanzlichem und tierischem Eiweiß

Kombinationen aus tierischem und pflanzlichem Eiweiß	Speisenvorschläge
Getreide mit Ei	Palatschinken/Pfannkuchen, Semmelknödel, Eierschöberl-Suppeneinlage
Getreide mit Milchprodukten	Milchreis, Grießbrei, Brot mit Käse, Nudelauflauf mit Käse, Grieß-Topfen-Auflauf, Reisauflauf, Topfentorte
Kartoffeln mit Milchprodukten	Kartoffelpüree mit Milch, Ofenkartoffel mit Topfen-Joghurt-Sauce, Topfengnocchi, Topfenlaibchen
Kartoffeln mit Ei	Kartoffelknödel, Kartoffelomelette/Eierkuchen, Kartoffelauflauf

Viele geeignete Eiweißkombinationen finden Sie in unserem Rezeptteil ab S. 49.

Im Handel oder in der Apotheke erhältliche Trinknahrungen (z. B. all in®, Ensure plus®, Fortimel®, Fresubin®, Resource®) und Supplemente/Module (Fortimel Pulver®, Maltodextrin®, Protifar®, Resource instant protein®) können die Ernährung optimieren. Die Zusatznahrungen sind am besten gekühlt zu trinken. Die Supplemente in Pulverform sind zum Aufwerten von Speisen gedacht und sind einfach einzurühren, z. B. auch in Suppen, Cremes oder Shakes aus dem Rezeptteil. Probieren Sie aus, was Ihnen schmeckt!

Hinweis: Auch Trinknahrungen und Eiweißpulver können in Eiweißportionen umgerechnet werden. Zum Beispiel:

200 ml Packung Trinknahrung mit 15 g Eiweiß = 1,5 Eiweißportionen;

11 g/ca. 1 EL Eiweißpulver (91 g Eiweiß pro 100 g Pulver) = 1 Eiweißportion

Ernährungsempfehlungen bei Appetitlosigkeit und Gewichtsverlust:

- Nehmen Sie mehrere kleine Mahlzeiten über den Tag verteilt zu sich. Der Körper kann maximal 20 g Eiweiß von einer Speise verwerten. Daher sollte Eiweiß mehrfach täglich gegessen werden.

- Stellen Sie in Ihrer Wohnung kleine Schälchen mit Knabbereien auf, um zwischendurch zugreifen zu können.

- Meiden Sie blähende Lebensmittel und Speisen und beachten Sie individuelle Unverträglichkeiten.

- Richten Sie Ihre Mahlzeiten appetitlich an.

- Aperitifs, Wein oder Bier ca. 1 Stunde vor dem Essen wirken appetitanregend.

- Verfeinern Sie Suppen, Saucen oder Cremespeisen mit Schlagsahne, Crème fraîche, Butter, Öl oder einem Ei.

- Achten Sie auf eine ausreichende Zufuhr der entzündungshemmenden Omega-3-Fettsäuren! Verzehren Sie 2-mal pro Woche fettreichen Seefisch (Lachs, Hering, Makrele) und verwenden Sie Raps-, Soja-, Leinsamen- oder Walnussöl zur Zubereitung von Speisen.

- Rezepte finden Sie im Kapitel „Energiereiche Ernährung" ab S. 108.

- Eine routinemäßige künstliche Ernährung ist nicht angezeigt. Jedoch sollte bei unzureichender (Energiezufuhr unter 60 % des errechneten Bedarfs erwartet für mindestens 10 Tage) oder nicht möglicher oraler Ernährung (Energiezufuhr unter 500 kcal pro Tag erwartet für mindestens 7 Tage) stationär oder zu Hause eine künstliche Ernährung erfolgen. Sprechen Sie diesbezüglich mit Ihrer Ärztin bzw. Ihrem Arzt.

Nehmen Sie Hilfe in Anspruch!

Wenden Sie sich bei Gewichtsproblemen für die Ernährungsberatung an eine Diätologin/Diätassistentin/Ökotrophologin. In den meisten Kliniken und Reha-Zentren sind medizinische Ernährungsberaterinnen bzw. Ernährungsberater verfügbar. Freiberufliche Expertinnen bzw. Experten finden Sie auf den folgenden Webseiten:

für Deutschland ⤏ http://www.vdd.de/hidden/diaetassistentensuche/
für Österreich ⤏ http://www.diaetologen.at/de/portal/diaetologensuche/

Ziel einer Ernährungstherapie ist das Aufhalten des fortschreitenden Gewichtsverlusts oder der Gewichtszunahme, eine Reduktion von Therapienebenwirkungen, das Vermeiden von Therapieunterbrechungen sowie eine Verbesserung der Lebensqualität.

Schwächung des Immunsystems

Abwehrschwäche

Chemotherapien erzeugen häufig eine Abwehrschwäche des Körpers, die Infekte nach sich ziehen kann. Dies liegt an der hemmenden Wirkung der Chemotherapeutika auf die Neubildung von Blutzellen, vor allem von weißen Blutzellen (Leukozyten), die für die Abwehr von Infektionen mitverantwortlich sind. Auch psychischer Stress kann negative Auswirkungen auf das Immunsystem haben.

Ernährungsempfehlungen:

- Eine keimarme Kost kann das Infektionsrisiko in der Akutphase senken. Achten Sie daher auf:
  - die richtige Lagerung und Zubereitung der Lebensmittel
  - den Verzicht auf rohes Fleisch, Fisch und rohe Eier
  - die hygienische Unbedenklichkeit beim Außer-Haus-Essen, v. a. bei Eiern und Geflügel
  - das Schälen von Obst und Gemüse
  - den Verzehr von pasteurisierten Milchprodukten und den Verzicht auf Rohmilch
  - ausreichende Hygiene in der Küche und bei der Zubereitung der Speisen
  - bewusstes und regelmäßiges Händewaschen

- Vitaminkick: Trinken Sie frisch gepresste Gemüse- und Obstsäfte. Achten Sie auf eine ausgewogene Ernährung mit reichlich Gemüse und Obst zu jeder Mahlzeit bzw. als Zwischenmahlzeit.
- Eberrautentee kann die Abwehrkräfte ankurbeln (morgens und abends eine Tasse).
- Mäßige, aber regelmäßige Ausdauerbewegung im Freien oder körperliche Aktivitäten können das Immunsystem, den Stoffwechsel und das Herz-Kreislauf-System stärken. Außerdem helfen Entspannung durch stressfreie Phasen, z. B. in der Natur, autogenes Training, Yoga und Qigong sowie schonende Sauna- und Wechselbäder.

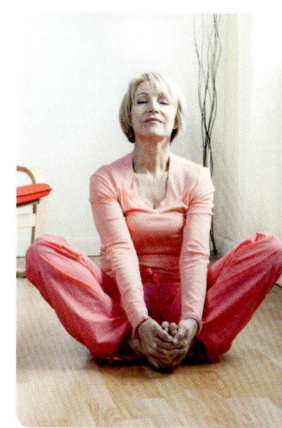

Osteoporose

Therapiemöglichkeiten bei hormonsensitiven Brustkrebserkrankungen können zu einem starken Verlust an Knochenmasse (Osteoporose) führen. Medikamente (z. B. Bisphosphonate) und Nahrungsergänzungsmittel (z. B. Kalzium-Präparate, Vitamin-D3-Tropfen) zur Vorbeugung bzw. Therapie der Osteoporose können durch eine Ernährungstherapie gut unterstützt werden.

Ernährungsempfehlungen:

- Achten Sie auf eine kalzium-, vitamin- und eiweißreiche Kost:
  - Milch- und Milchprodukte, z. B. Käse, Joghurt, Sauermilch, Buttermilch, Topfen bzw. Quark, Cottage Cheese
  - Sojaprodukte, die mit Kalzium angereichert sind. Bei hormonabhängigen Tumoren sollten Sojaprodukte jedoch nur in moderaten Mengen und nicht täglich gegessen werden.
  - Gemüse und Gemüsesäfte, z. B. Brokkoli, Fenchel, grüne Bohnen, Grünkohl, Kohlrabi, Lauch, Rucola; Obst, z. B. Beerenfrüchte, Kiwi, Orangen
- Kalziumreiches Mineralwasser (z. B. Alpquell, Juvina, Long Life) und kalziumreiche Fruchtsäfte (z. B. Hohes C + Kalzium) oder kalziumangereicherte Reis- bzw. Haferdrinks unterstützen die Kalziumversorgung.
- Ausreichend Bewegung – v. a. bei direkter Sonnenstrahlung (zur Verbesserung der körpereigenen Vitamin-D-Produktion) – hat positive Auswirkungen auf den Knochenstoffwechsel.

Müdigkeit und Erschöpfung

Müdigkeit und Erschöpfung (Fatigue) treten sehr häufig als Folge der Brustkrebstherapien auf. Ursachen dafür können, neben der Krebserkrankung und dem veränderten Stoffwechsel selbst, die Therapie sowie Medikamente, Infektionen und andere Beschwerden wie Blutarmut, Schmerzen, Schlafstörungen, Gewichts- und Appetitverlust, emotionaler Stress und Bewegungsmangel sein.

Ernährungsempfehlungen:

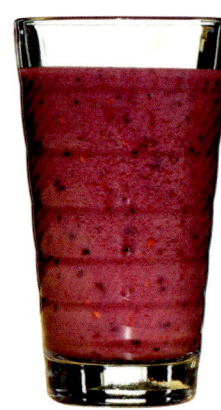

- Achten Sie auf eine energie- und eiweißreiche Kost.
- Essen Sie mehrere kleine Mahlzeiten über den Tag verteilt, auch wenn Sie eventuell wenig Appetit haben.
- Trinken Sie die nötige Menge für Ihren Körper und Ihre Bedürfnisse (mindestens 2–2,5 Liter am Tag).
- Matchatee wirkt stimmungsaufhellend und belebend.
- Vitaminkicks bieten frische, selbst gepresste Fruchtsäfte und Smoothies.
- Die Bestimmung des Eisen- und Vitaminstatus durch Blutabnahme könnte mögliche Mängel aufdecken.
- Auf Ruhe und eine angemessene Menge Schlaf, aber auch die Möglichkeit, Hobbys nachzugehen, positives Denken, Hilfe und soziale Kontakte mit Freundinnen bzw. Freunden und Familie sollte Wert gelegt werden.

Aszites und Ödeme

Eine vermehrte Ansammlung von Wasser in den Beinen (Ödeme) und in der freien Bauchhöhle (Aszites) hat verschiedene Ursachen und kann auch auf einen Eiweißmangel zurückzuführen sein. Anfängliche Symptome sind schwere Beine, ein „aufgedunsener" Bauch mit rascher Gewichtszunahme, Spannungsgefühl in den Beinen oder im Bauch und Atembeschwerden. Eine weiteres Symptom sind Lymphödeme, die durch die Entfernung von Lymphknoten und Unterbrechung der Lymphwege häufig auftreten. Neu aufgetretener Aszites muss immer ärztlich abgeklärt werden. Ist ein Eiweißmangel die Ursache, hilft – neben speziellen Medikamenten und Therapien zur Reduktion der Wasseransammlungen – auch eine eiweiß- und energiereiche Ernährung.

Ernährungsempfehlungen:

- Essen Sie ausreichend und vermeiden Sie Gewichts- bzw. Flüssigkeitsverluste von über einem halben Kilogramm pro Tag, auch durch Medikamente.
- Achten Sie auf eine bedarfsdeckende Eiweißzufuhr (siehe Kapitel „Mangelernährung" ab S. 30).
- Salzen Sie sparsam, verwenden Sie stattdessen mehr Gewürze und Kräuter.
- Vermeiden Sie salzreiche Konserven, Fertiggerichte und sehr natriumhaltiges Mineralwasser (z. B. Peterquelle, Sicheldorfer, Gleichenberger).
- Frisches Obst und Gemüse und Selbstgekochtes enthält am wenigsten Kochsalz. Des Weiteren wirkt Obst (v. a. Bananen) und Gemüse (v. a. Kartoffeln, Spinat, Tomaten) aufgrund des hohen Kaliumgehalts entwässernd.
- Besprechen Sie mit Ihrer Ärztin bzw. Ihrem Arzt Ihre empfohlene Trinkmenge.
- Ausschwemmende Tees sind z. B. Brennnessel- und Melissentee.
- Alkoholkonsum jeglicher Art sollte die Ausnahme sein, da er Lymphödeme verstärken kann.

Schwitzen/Wallungen

Schwitzen und Hitzewallungen sind häufige Nebenwirkungen einer antihormonellen Therapie und werden meist durch die östrogenabhängige Wärmeregulation verursacht. Folgende Maßnahmen können Ihnen dabei helfen:

Empfehlungen:

- Salbei hemmt die Tätigkeit der Schweißdrüsen und verhindert so übermäßiges Schwitzen. Verwenden Sie Salbeiextrakt (z. B. Sweatosan® 2-mal täglich 100 mg) oder Salbeitee aus der Apotheke.
- Trinken Sie keine zu kalten oder heißen Getränke, lauwarm ist die ideale Trinktemperatur. Um den Flüssigkeitsverlust durch das Schwitzen wieder auszugleichen, sollten Sie aber mindestens 2 Liter täglich trinken!
- Alkohol, Kaffee, Tabak und scharfe Gewürze wie Chili oder Curry können Hitzewallungen auslösen – verzichten Sie also lieber darauf!
- Auch Bäder mit Eichenrindenextrakt (50 ml pro Vollbad) oder Kamillenlösung (20 ml mit 1 l kochendem Wasser übergießen und 15 Minuten ziehen lassen) helfen gegen übermäßige Schweißproduktion.
- Betreiben Sie regelmäßig Sport, bei dem Sie ins Schwitzen kommen: Das verbessert die Durchblutung und Sie können dadurch Stress abbauen.
- Tragen Sie atmungsaktive Funktionsunterwäsche unter Naturmaterialien wie Baumwolle, Seide oder Leinen.

Schlafstörungen

Aufgrund hormoneller Umstellungen kann es zu Ein- und Durchschlafschwierigkeiten kommen. Neben allgemeinen Maßnahmen zur besseren Schlafhygiene bietet auch die Komplementärmedizin schlaffördernde Tipps.

Empfehlungen:

- Tees mit Baldrian, Melisse oder Johanniskraut wirken beruhigend. Informieren Sie Ihre Ärztin bzw. Ihren Arzt bei Einnahme von Johanniskraut.
- Melissen- oder Lavendelöl gibt es als Badezusätze.
- Verwenden Sie Baldrianextrakt-Präparate aus der Apotheke gegen Einschlafstörungen sowie Hopfenextrakt gegen Durchschlafstörungen.
- Achten Sie auf ein leicht verdauliches, nicht zu spätes Abendessen.
- Auf Alkohol, Koffein und Nikotin sollten Sie verzichten.

Allgemein ist zur begleitenden Ernährungstherapie anzumerken:

Sie profitieren in jedem Fall von einer frühzeitigen qualifizierten ernährungsmedizinischen Beratung, die bereits vor Therapiebeginn stattfinden sollte. Dadurch kann das Auftreten von auffälligen Mangelzuständen verhindert bzw. reduziert werden.

Anti-Krebsdiäten: Sinn oder Unsinn?

Wichtig ist zu wissen, dass es eine besondere Ernährungsform im Sinne einer „Anti-Krebsdiät" nicht gibt. Im Internet und in anderen Medien finden sich zahlreiche Diäten und Ernährungsweisen von zweifelhafter Qualität, die bei vielen Betroffenen zu Verwirrung führen. Einige der sogenannten Krebsdiäten können zu groben Mangelerscheinungen führen, andere können womöglich ohne Schaden für die Patientinnen durchgeführt werden, allerdings ohne Anspruch auf Heilung. Die folgende Auflistung soll Ihnen helfen, sich einen Überblick zu verschaffen:

Die bisher populärsten Anti-Krebsdiäten sind:

Diät	Prinzip	Bewertung
Anemüller und Ries: „Stoffwechsel-aktive Kost"	Stoffwechsel soll positiv beeinflusst werden, Ziel ist ein guter Ernährungszustand.	unbedenklich; Heilung wird nicht versprochen
Budwig: „Öl-Eiweiß-Kost"	Die richtige Fettsäurezusammensetzung soll Krebs hemmen.	einschränkende Kost aus Leinöl, Topfen und Gemüsesäften; kein Wirkungsnachweis gegeben
Kuhl: „Milchsäurekost"	Laktovegetabile Ernährungsweise[1], die Gärung der Zellen durch Milchsäurebildung vermeiden soll.	keine Hemmung des Krebswachstums nachgewiesen
Moermann: „Krebsdiät"	an Brieftauben erprobte Diät, Basis ist eine laktovegetabile Ernährung in Kombination mit acht Vitaminen und Mineralstoffen	Ernährungsempfehlungen unbedenklich, als Krebsbehandlung keine Grundlage
Reckeweg: „Homotoxin-lehre"	schweinefleischfreie Mischkost	wissenschaftlicher Nachweis fehlt, ernährungsphysiologisch unbedenklich
Schmidt: „Gesundheits-kost"	ovolaktovegetabile Kostform[2] mit viel Rohkost, sauren Milchprodukten und Rote-Bete-Saft	unbedenkliche Ernährungsform, klinische Studien zur Wirksamkeit fehlen
Zabel: „Ernährung des Krebskranken"	Stärkung der körpereigenen Abwehr steht im Vordergrund; laktovegetabile Diät mit Produkten aus biologischem Anbau	keine Tumorwirksamkeit nachgewiesen
Ketogene Diät	Verlangsamung des Tumorwachstums durch minimale Kohlenhydrat- und vermehrte Eiweiß-/Fettzufuhr (= führt zur sog. „Ketose" im Stoffwechsel)	nur Studien mit sehr kleinen Fallzahlen, kann evtl. bei Chemotherapie unterstützend wirken; Durchführung schwierig – nur in Begleitung von erfahrenen DiätologInnen/ DiätassistentInnen/ÄrztInnen, Mangelernährungsrisiko hoch!

Quellen: Hauenschild (2012), Henß (2009), Zürcher (2008), Klement/Kämmerer (2016)

[1] laktovegetabile Ernährung: vegetarische Ernährung mit Milch und Milchprodukten.
[2] ovolaktovegetabile Ernährung: vegetarische Ernährung mit Milch und Milchprodukten sowie Eiern.

Völlig abzuraten ist von folgenden Diäten:

Diät	Prinzip	Bewertung
Breuß: „Krebskur total"	Saft- und Teekur, mit der der Krebs „ausgehungert" werden soll	Gefahr von extremen Mangelerscheinungen und Schwächung der Abwehr. Nach der Kur kann Krebswachstum sogar beschleunigt werden!
Burger: „Instinktotherapie"	Alle Lebensmittel sollen roh verzehrt werden.	Mangelernährungsrisiko!
Gerson: „Diättherapie bösartiger Erkrankungen"	salzfreie Ernährung mit vorwiegend Gemüse- und Obstsäften, Einläufen und künstlichem Magensaft	Aufgrund der Risiken abzulehnen!
Krebs: „Stoffwechseltherapie"	vegane Ernährungsweise[1] mit Präparaten zum Einnehmen	Kann zu Blausäurevergiftungen und extremen Mangelerscheinungen führen!
Leupold: „Konservative Krebstherapie"	zucker- und stärkearme Diät mit Insulinbehandlungen	Kann zu lebensbedrohlichen Unterzuckerungen führen!
Ohsawa-(Kushi-)Diät: „Makrobiotik"	keine Ernährungsweise, sondern Weltanschauung	Schwere Mangelernährung bei langer Anwendung!
Seeger: „Rote Bete als Heilmittel"	Rote Bete soll auf entgleisten Stoffwechsel heilend wirken.	Als Dauerernährung nicht geeignet!
Windstosser: „Heilkost"	Vollwertkost mit starker Kohlenhydrat- und Kalorieneinschränkung, hohe Proteinzufuhr	Wegen unterkalorischer Versorgung speziell bei Tumorkachexie abzulehnen!

Quellen: Hauenschild (2012), Henß (2009), Zürcher (2008).

[1] vegane Ernährung: Verzicht auf sämtliche tierische Lebensmittel.

Generell ist eine vegetarische Ernährung ohne Fleisch, aber mit Eiern, Milch und Milchprodukten (ovolaktovegetabile Ernährung) als unbedenklich anzusehen. Extreme oder einseitige Ernährungsformen sind jedoch strikt abzulehnen! Im Gegensatz dazu kann eine ausgewogene Ernährung mit viel Obst und Gemüse und wenig rotem Fleisch und Alkohol die Therapie unterstützen und Nebenwirkungen lindern. Lesen Sie dazu auch in unserem Rezeptteil ab S. 49.

Gibt es therapeutische Lebensmittel?

Lebensmittel bzw. deren Inhaltsstoffe können ohne Zweifel im Rahmen einer vollwertigen Ernährung das Risiko vermindern, an Krebs zu erkranken. Fundierte wissenschaftliche Hinweise, dass sich Tumorerkrankungen durch Ernährungsmaßnahmen allein verhindern oder gar heilen lassen, gibt es jedoch nicht. Komplementäre Maßnahmen können aber Nebenwirkungen der Standardtherapien (Operationen, Zytostatikatherapie und Bestrahlung) lindern bzw. minimieren. Die Auflistungen in diesem Kapitel sollen Ihnen als Nachschlagewerk dienen.

„Nutzt es nichts, schadet es nicht?!" Besprechen Sie alle komplementären Maßnahmen unbedingt vor der Durchführung mit Ihrer behandelnden Ärztin bzw. Ihrem behandelnden Arzt. Pflanzliche Mittel sind nicht frei von Nebenwirkungen, einige können sogar giftige oder krebsfördernde Wirkung entfalten oder in Extremfällen das Tumorwachstum durch Blockierung der Standardtherapie fördern!

Lebensmittelinhaltsstoffe mit tumorprotektiver Wirkung und möglicherweise sogar -hemmender Wirkung sind:

Inhaltsstoffe	Wirkungsweise	Enthalten in
Antioxidantien	Als Antioxidantien (auch „Radikalfänger" genannt) werden Stoffe bezeichnet, die eine Oxidation im Körper verhindern und damit den Körper vor schädlichen Einwirkungen sogenannter freier Radikale schützen. Dazu gehören Vitamin A, C, E und Selen.	Karotten, Tomaten, Kartoffeln, Paprika, Brokkoli, Spinat, Zitrusfrüchte, Nüsse (v. a. Paranüsse), Pflanzenöle, Eier, Vollkornprodukte
Ballaststoffe	Ballaststoffe sind unverdauliche Nahrungsbestandteile, die die Darmpassage beschleunigen und so die Kontaktzeit mit Karzinogenen und Toxinen verkürzen.	Vollkorngetreide (Vollkornbrot, Vollkornnudeln), Obst und Gemüse, v. a. Avocado, Hülsenfrüchte, Schwarzwurzeln, Beerenfrüchte (Himbeeren, Heidelbeeren, Brombeeren, Johannisbeeren), Erdnüsse, Mandeln, Pilze, Flohsamenschalen, Leinsamen
Sekundäre Pflanzenstoffe	Abwehrstoffe, Farbstoffe und Wachstumsfaktoren in pflanzlichen Lebensmitteln. Als wichtigste Stoffgruppen sind Carotinoide, Phytoöstrogene, monozyklische Terpene, Glucosinolate und Polyphenole zu nennen. Zufuhrempfehlungen gibt es derzeit noch keine; es wird angenommen, dass für die Wirkung die Aufnahme von verschiedenen Pflanzenstoffen im Verbund eines Lebensmittels notwendig ist.	**Carotinoide:** Karotten, Kürbis, Tomaten, Wirsingkohl, Brokkoli, Blattsalat, Spinat, Marillen, Kiwi **Phytoöstrogene:** Hülsenfrüchte (Erbsen, grüne Bohnen, Linsen, Sojabohnen), Rotklee, Vollkorngetreide, Leinsamen **Glukosinolate:** Wirsingkohl, Kraut, Brokkoli, Karfiol bzw. Blumenkohl, Kohlrabi, Kren, Kresse, Rettich, Rucola, Senf **Polyphenole (Flavonoide und Phenolsäuren):** Zitrusfrüchte, Walnüsse, schwarzer und grüner Tee, Kaffee, Weintrauben, Rotwein; Äpfel, Beeren, Rotkraut, Weichseln

Für die Therapiebegleitung unbedenklich:

Lebensmittel (Inhaltsstoff)	Bewertung	Nebenwirkungen
Dronabinol (Cannabis)	appetitanregender Effekt, wirksam bei Schmerzen, vor allem palliativ anzuwenden – verschreibungspflichtig!	Wahrnehmungsstörungen, Depersonalisationserlebnisse, Merkstörungen bei Überdosierung
Glucosinolate in Kohlgewächsen (Brokkoli, Karfiol bzw. Blumenkohl, Kohl, Kohlrabi, Kohlsprossen)	können helfen, das Krebswachstum zu hindern	Blähungen, Flatulenzen
grüner Tee	bei moderatem Genuss keine Gegenanzeigen; Studien ergaben weniger Tumorrückfälle im Anfangsstadium beim Konsum von mehr als 3 Tassen pro Tag	bei Dosierung > 6 g pro Tag: Übelkeit, Erbrechen, Schlaflosigkeit möglich

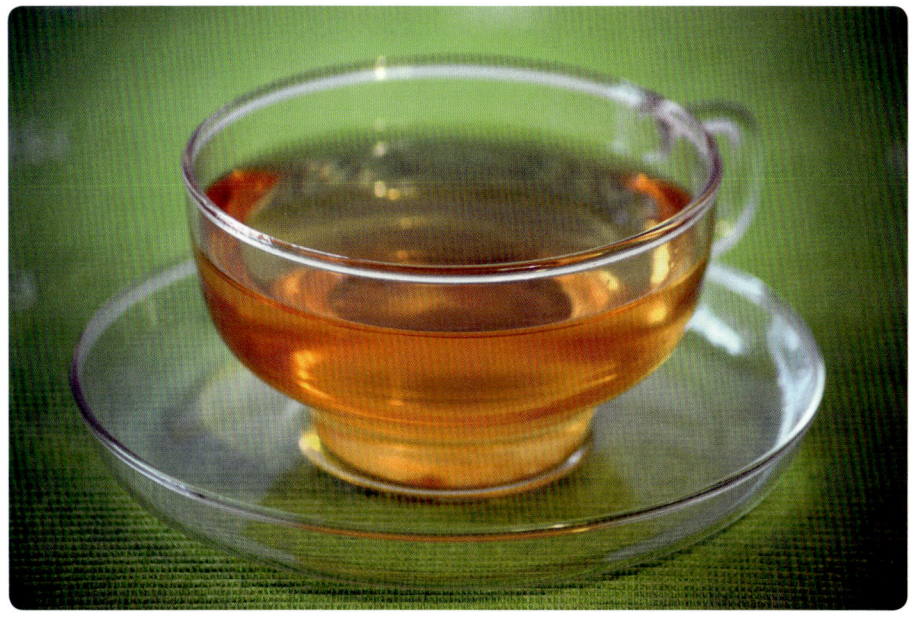

Lebensmittel (Inhaltsstoff)	Bewertung	Nebenwirkungen
Knoblauch	Studien über die Wirksamkeit von Knoblauchextrakt zur Behandlung von bösartigen Tumoren fehlen, als Nahrungsbestandteil ist er aber vorteilhaft	Geruchsentwicklung, Magen-Darm-Beschwerden, leichte Hemmung der Blutgerinnung; Beeinflussung der Wirksamkeit von Zytostatika möglich, daher ist es ratsam, Knoblauchpräparate erst nach Abschluss der Chemotherapie zu nehmen
Lapachotee	positive Wirkung auf Immunsystem, Ausdauer und Konzentration; unzureichende Erfahrungen bei Krebspatienten	bei hochqualitativen Produkten keine bekannt
Mistel	widersprüchliche Studien, eventuell für Erholung nach Standardtherapie einsetzbar	langsamer Herzschlag, Durchfall, Erbrechen, Übelkeit, Halluzinationen, hoher oder niedriger Blutdruck, Fieber und Krampfanfälle (alle selten)
Omega-3-Fettsäuren (Fischöl)	ergänzende Anwendung gesund, Quellen: heimischer Fisch (Saibling, Alpenlachs), Bio-Produkte (Eier, Lachs, Fleisch), Wild, Heumilch, Öle (Sojaöl, Leinöl, Walnussöl)	bei übermäßiger Zufuhr Gewichtszunahme oder Durchfall möglich; Supplemente und fettreiche Seefische nicht an den Tagen der Chemotherapie einnehmen
Rooibostee	keine klinischen Untersuchungen; übermäßigen Genuss während Zytostatika-/Strahlentherapie wegen Antioxidantiengehalts vermeiden, in geringen Mengen unbedenklich	keine bei sachgerechter Zubereitung und Dosierung
Sojaprodukte (Sojamilch, Sojajoghurt, Tofu, ...)	Gegen den gelegentlichen Genuss von Sojaprodukten bestehen keine Bedenken, die Einnahme von Sojapräparaten bei einer Brustkrebserkrankung ist nicht empfehlenswert!	allergische Reaktionen

Quellen: Budnowski (2009), Hübner (2008), Hütterer (2010), Daenen et. al. (2015).

Aufgrund von starken Nebenwirkungen oder schlechter Beweislage nicht empfohlen:

Lebensmittel (Inhaltsstoff)	Bewertung	Nebenwirkungen
Algen	klinische Studien fehlen, Stärkung des Immunsystems in Einzelfällen nachgewiesen	keine, eventuell Verunreinigung durch Schadstoffe (z. B. Schwermetalle)
Aloe Vera	fördert Wundheilung, auf Krebs kein Einfluss nachgewiesen; eventuell zur äußeren Anwendung nach und während der Strahlentherapie	stark abführend, kann Chemotherapie abschwächen
Amygdalin (Laetrile, Vitamin B17)	wissenschaftliche Studien an Tumorpatienten fehlen; die Einnahme ist gefährlich, daher abzulehnen	Amygdalin kann unter Umständen giftige Blausäurebestandteile abspalten; mögliche Nerven- und Hirnschädigungen, sogar Todesfälle
Capsaicin (Pfeffer, Chili)	aufgrund der unterschiedlichen Datenlage für Tabletten keine Einnahmeempfehlung, mit der normalen Ernährung bei Verträglichkeit unbedenklich	Brennen
Carnivora-Presssaft	Wirkung nicht nachgewiesen	allergische Reaktionen häufig
Curcumin (Gelbwurz)	tumorprotektive Wirkung; Bedeutung bei der Therapie unklar, daher während einer Chemo- und Strahlentherapie nicht empfehlenswert	Brennen, bei Gallensteinen kontraindiziert
Ginseng	Einnahme bei Brustkrebs wegen möglicher Stimulation von Krebszellen abzuraten	Schlaflosigkeit, Unruhe, Niedergeschlagenheit, Blutdrucksteigerung
Granatapfelextrakt	aufgrund des Phytoöstrogengehalts bei hormonabhängigem Brustkrebs nicht empfehlenswert, gelegentlicher Genuss von Granatäpfeln unbedenklich	keine bekannt

Isoflavone, Phytoöstrogene	vor allem bei hormonabhängigen Tumoren abzuraten, können Tumorzellen stimulieren	hormonähnliche Wirkung
Johanniskrautextrakt	hilfreich bei depressiven Verstimmungen	Achtung bei Bestrahlung, Sonnenkontakt und Chemotherapie!
Kombucha	Stimulierung des Immunsystems, Wirkung auf Tumorzellen nicht bewiesen	gastrointestinale Beschwerden, kann Krankheitserreger enthalten
Krallendorn	Wirkung auf Immunsystem erwiesen, keine Studien über Wirkung bei Krebs	Kopfschmerz, Schwindel, Übelkeit, Fieber
Leinsamen/ Leinöl	aufgrund des Phytoöstrogengehalts große Mengen bei hormonabhängigem Brustkrebs nicht empfehlenswert, moderater Verzehr unbedenklich	Gewichtszunahme
Man Koso	wissenschaftliche Untersuchungen fehlen	allergische Symptome, Unverträglichkeit, Durchfall
Noni	verstärkte Zytostatika-Wirkung in Tierversuchen, Wirksamkeit bei Menschen nicht nachgewiesen	Verstopfung, Achtung bei Niereninsuffizienz
Shiitakepilze	Untersuchungen zu Interaktionen mit Standardtherapien fehlen, daher nicht empfehlenswert	gastrointestinale Beschwerden, allergische Reaktionen, eventuell Schadstoffbelastung
Vitamin- und Mineralstoffpräparate	Einnahme während der Standardtherapie abzuraten (diagnostizierte Mangelzustände ausgenommen), vitamin- und mineralstoffreiche Ernährung empfehlenswert	Interaktionen mit Chemo-/ Strahlentherapie

Quellen: Budnowski (2009), Hübner (2008), Hütterer (2010)

Fazit

Vom einseitigen Verzehr einzelner „gesunder Lebensmittel" ist abzuraten. Man geht davon aus, dass v. a. die Kombination von Pflanzenstoffen, durch eine abwechslungsreiche Nahrungsaufnahme, positiv wirkt. Im Rezeptteil dieses Buches (ab S. 49) können Sie den Einsatz von Lebensmitteln mit möglichem therapeutischen Effekt in sinnvollem Rahmen nachlesen.

Beste Erfolge können somit erzielt werden durch:

- eine **ausgewogene** und **abwechslungsreiche Ernährung,**
- die **Reduktion** von **Nährstoffdefiziten** und **potenziell schädigenden Substanzen** (z. B. Alkohol, Rauchen) auf ein **Minimum**.

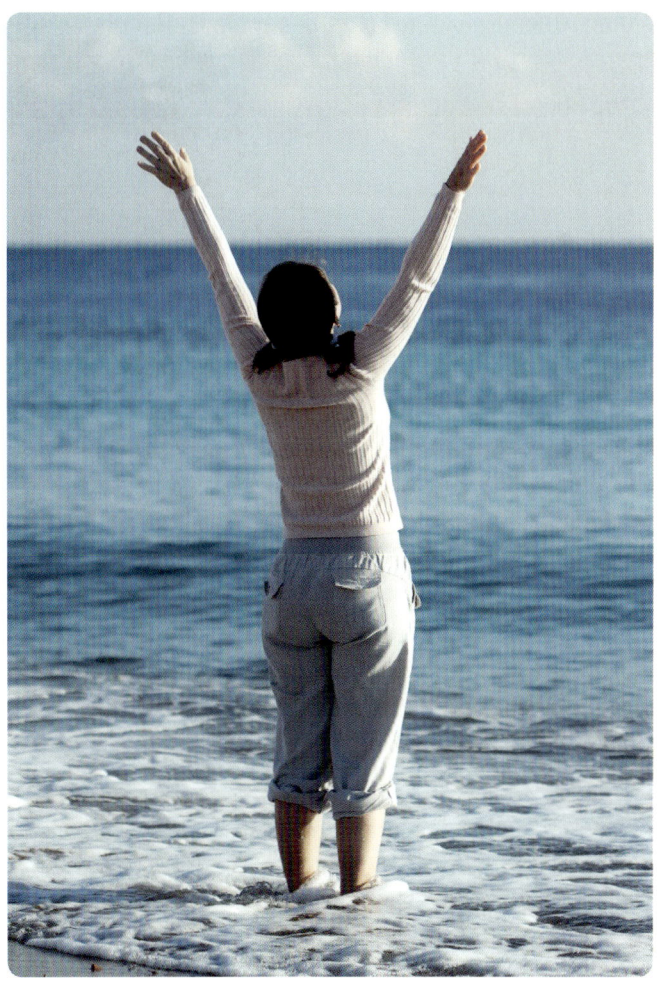

DAS LEBEN DANACH

Im Prinzip gelten nach einer geheilten Brustkrebserkrankung dieselben Maßnahmen wie für die Prävention. Nach der Therapie nimmt daher ein gesunder Lebensstil eine wichtige Rolle ein. Denn eine gesunde Ernährungs- und Lebensweise kann das Risiko einer erneuten Tumorerkrankung (Rezidiv) vermindern. Sport und ausgewogene Ernährung sind zudem wichtige Bausteine, um den Körper nach der Therapie wieder optimal zu stärken und aufzubauen. Übergewichtige Frauen entwickeln überdies häufiger ein Rezidiv als normalgewichtige.

Als Richtlinien für die Ernährung sollten gelten:

- mindestens fünf Portionen Obst und Gemüse pro Tag
- reichlich Ballaststoffe aus Vollkornprodukten, Kartoffeln und Hülsenfrüchten
- fettarme Lebensmittel bevorzugen
- fettarme Zubereitung der Speisen
- v. a. gesättigte Fettsäuren aus fettem Fleisch und Fleischprodukten meiden
- mindestens fünfmal pro Woche 30 Minuten sportliche Aktivität
- Normalgewicht anstreben
- nicht rauchen
- Alkohol ist nicht empfehlenswert

Im Falle eines Lymphödems nach Operation oder Bestrahlung ist es für übergewichtige Patientinnen empfehlenswert, ihr Körpergewicht zu reduzieren. Zu einer Verminderung des Lymphödems kann auch der Verzehr sogenannter MCT-Fette anstelle herkömmlicher Öle beitragen. Bei nicht fachkundiger Handhabung kann es zu Nebenwirkungen kommen. Führen Sie diese Umstellung deshalb nur unter ernährungsmedizinischer Aufsicht durch.

REZEPTE

In diesem umfangreichen Kapitel finden Sie eine große Auswahl an schmackhaften und praktischen Rezepten. Diese sind in drei große Bereiche unterteilt:

⋯⋗ **Gesunde Ernährung**

⋯⋗ **Leicht bekömmliche Ernährung**

⋯⋗ **Energiereiche Ernährung**

Sämtliche Rezepte aus dem Teil „Leicht bekömmliche Ernährung" eignen sich auch für eine allgemein gesunde Ernährung. Bei der Rezeptauswahl wurde darauf geachtet, Lebensmittel mit möglichem „therapeutischen Effekt" in sinnvollem Rahmen in die Speisen einzubauen.

Die Speisen im Teil „Leicht bekömmliche Ernährung" folgen keinen strengen Diätrichtlinien (z. B. im Rahmen der Leichten Vollkost), sondern sollen Ihnen als gut bekömmliche Kost in speziellen Situationen während der Brustkrebserkrankung zu Ihrem Wohlbefinden verhelfen.

Bei sämtlichen Rezepten aus dem Teil „Gesunde Ernährung" und „Leicht bekömmliche Ernährung" kann der Fettgehalt erhöht werden (durch Austausch von mageren gegen vollfette oder sahnige Milchprodukte, hochwertige Öle und Butter). Die Rezepte können auch zusätzlich mit Modulen, Trink- und Zusatznahrungen angereichert werden und sind somit bei Mangelernährung geeignet.

Die Symbolzuordnung zu den Speisen erfolgte nicht nach strengen Diätrichtlinien, sondern gilt als Anregung, die individuell ausgetest und angepasst werden kann (z. B. bei Übelkeit auch nicht gekochte Gerichte und Rohkost).

Abkürzungen sind am Ende des Buches erklärt (siehe S. 137). Da einige Lebensmittel im deutschen, österreichischen und Schweizer Sprachraum unterschiedliche Bezeichnungen haben, finden Sie ab S. 135 zudem ein Glossar, das Ihnen bei unbekannten Bezeichnungen weiterhelfen soll.

Anhand der folgenden Symbole bzw. Abkürzungen sehen Sie auf einen Blick, welche Rezepte besonders für Sie geeignet sind (siehe dazu auch die Übersichtstabelle ab S. 129):

A Appetitlosigkeit

B Blähungen

D Durchfall

E Entzündungen im Mundbereich

M Mundtrockenheit

O Osteoporose

☺ stimmungsaufhellend

Ü Übelkeit

V Verstopfung

GESUNDE ERNÄHRUNG

Nachfolgend finden Sie die zehn Regeln der Deutschen Gesellschaft für Ernährung (DGE), die eine gesunde und ausgewogene Ernährung beschreiben (Quelle: http://www.dge.de).

Vollwertig essen und trinken nach den zehn Regeln der DGE

Vollwertig essen hält gesund und fördert Leistung und Wohlbefinden. Die Deutsche Gesellschaft für Ernährung hat auf der Basis aktueller wissenschaftlicher Erkenntnisse zehn Regeln formuliert, die Ihnen helfen, genussvoll und gesund zu essen.

1. Vielseitig essen

Genießen Sie die Lebensmittelvielfalt. Merkmale einer ausgewogenen Ernährung sind abwechslungsreiche Auswahl, geeignete Kombination und eine angemessene Menge nährstoffreicher und energiearmer Lebensmittel. Eine überwiegend vegetarische Ernährung hat gesundheitsfördernde Wirkung und bringt eine nachhaltige Ernährungsweise mit sich.

2. Reichlich Getreideprodukte – und Kartoffeln

Brot, Nudeln, Reis, Getreideflocken, am besten aus Vollkorn, sowie Kartoffeln enthalten kaum Fett, aber reichlich Vitamine, Mineralstoffe sowie Ballaststoffe und sekundäre Pflanzenstoffe. Verzehren Sie diese Lebensmittel mit möglichst fettarmen Zutaten.

3. Gemüse und Obst – „Nimm fünf pro Tag ..."

Genießen Sie fünf Portionen Gemüse und Obst pro Tag, möglichst regional, saisonal, frisch bzw. nur kurz gegart, oder auch max. eine Portion als Saft oder Smoothie – idealerweise zu jeder Hauptmahlzeit und auch als Zwischenmahlzeit. Damit werden Sie reichlich mit Vitaminen, Mineralstoffen, Ballaststoffen und sekundären Pflanzenstoffen (z. B. Carotinoiden, Flavonoiden) versorgt.

4. Täglich Milch und Milchprodukte; ein- bis zweimal pro Woche Fisch; Fleisch, Wurstwaren sowie Eier in Maßen

Diese Lebensmittel enthalten wertvolle Nährstoffe wie z. B. Calcium (Milch), Jod, Selen und Omega-3-Fettsäuren (heimische fette Fische, Seefische – aus anerkannt nachhaltiger Herkunft). Fleisch liefert Mineralstoffe und Vitamine (B1, B6 und B12). Mehr als 300 bis 600 g Fleisch und Wurst pro Woche sollten es nicht sein, wobei aus gesundheitlichen Aspekten weißes Fleisch (Geflügel) dem roten Fleisch (Rind, Schwein) vorgezogen werden soll. Bevorzugen Sie fettarme Produkte, v. a. bei Fleischerzeugnissen und Milchprodukten.

Thema Klimaschutz: Prinzipiell bringt die Produktion von tierischen Lebensmitteln ein höheres Treibhauspotenzial als jene von pflanzlichen Lebensmitteln mit sich. Des Weiteren verursacht die Herstellung von Geflügel- und Schweinefleisch deutlich geringere Emissionen als die von Rind-, Schaf- und Ziegenfleisch.

5. Wenig Fett und fettreiche Lebensmittel

Fett liefert lebensnotwendige (essenzielle) Fettsäuren. Fetthaltige Lebensmittel enthalten auch fettlösliche Vitamine. Fett ist besonders energiereich, daher kann zu viel Nahrungsfett Übergewicht fördern. Zu viele gesättigte Fettsäuren erhöhen das Risiko für Fettstoffwechsel-Störungen mit der möglichen Folge von Herz-Kreislauf-Krankheiten. Bevorzugen Sie pflanzliche Öle und Fette (z. B. Raps- und Sojaöl und die daraus hergestellten Streichfette). Achten Sie auf unsichtbares Fett, das in Fleischerzeugnissen, Milchprodukten, Gebäck und Süßwaren sowie in Fast-Food- und Fertigprodukten zumeist enthalten ist.

6. Zucker und Salz in Maßen

Verzehren Sie Zucker und Lebensmittel bzw. Getränke, die mit verschiedenen Zuckerarten (z. B. Glukosesirup) hergestellt wurden, nur gelegentlich. Würzen Sie kreativ mit Kräutern und Gewürzen und wenig Salz. Verwenden Sie Salz mit Jod und Fluorid.

7. Reichlich Flüssigkeit

Wasser ist absolut lebensnotwendig. Trinken Sie täglich rund eineinhalb Liter Flüssigkeit. Bevorzugen Sie Wasser – mit oder ohne Kohlensäure – und andere kalorienarme Getränke. Zuckergesüßte Getränke sollten nur ab und zu getrunken werden, da sie aufgrund des hohen Energiegehaltes Übergewicht fördern können. Alkoholische Getränke sollten wegen der negativen gesundheitlichen Effekte nur gelegentlich und nur in kleinen Mengen konsumiert werden.

8. Schmackhaft und schonend zubereiten

Garen Sie die jeweiligen Speisen bei möglichst niedrigen Temperaturen, soweit es geht kurz und mit wenig Wasser und wenig Fett – das erhält den natürlichen Geschmack, schont die Nährstoffe und verhindert die Bildung schädlicher Verbindungen. Überflüssiges Verpackungsmaterial kann durch die Verwendung von möglichst frischen Lebensmitteln verringert werden.

9. Sich Zeit nehmen und genießen

Bewusstes Essen hilft, richtig zu essen. Auch das Auge isst mit. Lassen Sie sich Zeit beim Essen. Das macht Spaß, regt an, vielseitig zuzugreifen, und fördert das Sättigungsempfinden.

10. Auf das Gewicht achten und in Bewegung bleiben

Ausgewogene Ernährung, viel körperliche Bewegung (Radfahren, zu Fuß gehen etc.) und Sport (30 bis 60 Minuten pro Tag) gehören zusammen. Mit dem richtigen Körpergewicht fühlen Sie sich wohl und fördern Ihre Gesundheit.

Sämtliche Rezepte aus dem Teil „Leicht bekömmliche Ernährung" können auch in der gesunden Ernährung eingesetzt werden.

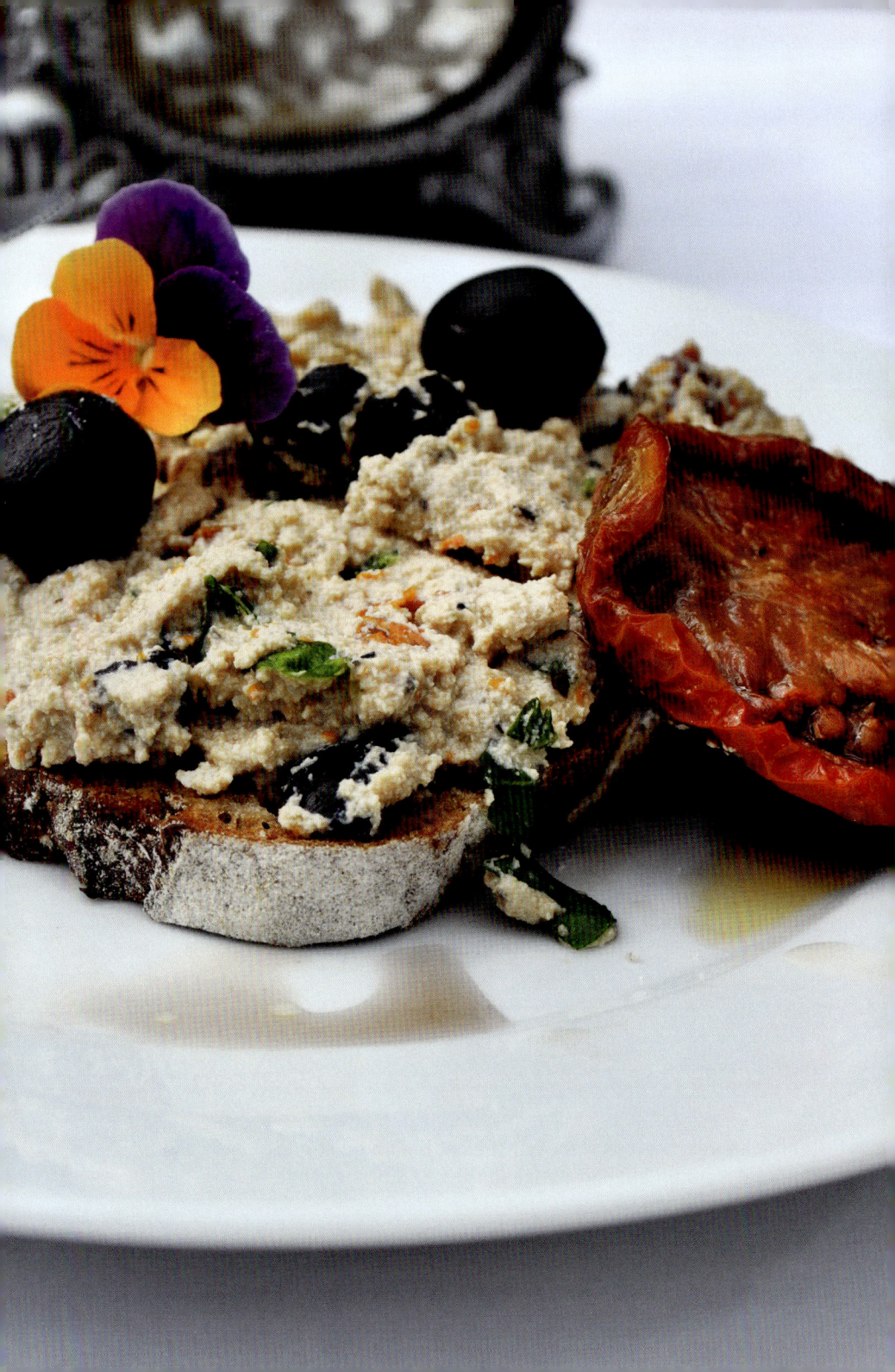

AUFSTRICHE

MEDITERRANER TOFUAUFSTRICH

Zutaten für 2 Portionen:

50 g fester Tofu

2 Tomaten (eingelegt, getrocknet)

3 schwarze Oliven

1 kleine Knoblauchzehe

1 EL Olivenöl

½ TL Sojasauce

½ TL Balsamicoessig

1 EL frisches Basilikum

Salz

Pfeffer

Zubereitung:

Tomaten abtropfen lassen und grob würfeln. Alle Zutaten bis auf Basilikum, Salz und Pfeffer mit einem Mixstab zu einer glatten Masse pürieren. Mit Salz und Pfeffer abschmecken. Zum Schluss grob gehackte Basilikumblätter untermengen und kurz mitpürieren.

Energie	82 kcal
Eiweiß	4 g
Fett	6 g
KH	2 g

KÜRBISAUFSTRICH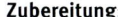

Zutaten für 6 Portionen:

300 g Kürbis

1 Pkg. (175 g) Frischkäse

1 kleine Essiggurke

1 Knoblauchzehe

1 kleine Zwiebel

½ Bund Petersilie (gehackt)

50 g Kürbiskerne

1 EL Rapsöl

1 EL Kürbiskernöl

Salz

Zubereitung:

Zwiebel schälen, fein hacken und im Rapsöl andünsten. Geraspeltes Kürbisfleisch dazugeben, kurz mitdünsten und auskühlen lassen. Anschließend pürieren und mit Frischkäse, zerdrückter Knoblauchzehe, fein gehackter Essiggurke und Petersilie vermischen. Mit Kürbiskernöl und Salz abschmecken. Kürbiskerne fein hacken und unterheben.

Energie	185 kcal
Eiweiß	6 g
Fett	16 g
KH	4 g

FRÜHLINGSAUFSTRICH

Zutaten für 2 Portionen:

100 g Topfen (10 % F. i. T.)

1 EL Sauerrahm

1 EL Leinöl

½ Bund Radieschen

1 EL Schnittlauchröllchen

Salz, Pfeffer

Zubereitung:

Topfen mit Sauerrahm und Leinöl glatt rühren. Radieschen in kleine Würfel schneiden bzw. grob raspeln. Topfenmasse mit Radieschen und Schnittlauch vermischen, salzen und mit Gewürzen abschmecken.

Energie	102 kcal
Eiweiß	6 g
Fett	7 g
KH	3 g

THUNFISCHAUFSTRICH

Zutaten für 4 Portionen:

200 g Topfen (10 % F. i. T.)

1 Dose Thunfisch natur

1 EL Tomatenmark

2 EL Joghurt (1 %)

2 EL Senf

1 EL Dill (fein gehackt)

Salz, Pfeffer

Zubereitung:

Topfen mit Joghurt, Senf, Tomatenmark und abgetropftem, klein zerdrücktem Thunfischfleisch gut verrühren. Dill unterheben und mit Salz und Pfeffer abschmecken.

Energie	142 kcal
Eiweiß	15 g
Fett	7 g
KH	3 g

NUSSIGER KAROTTENAUFSTRICH

Zutaten für 4 Portionen:

150 g Karotten

1 Apfel (säuerlich)

1 EL Zitronensaft

200 g Topfen (10 % F. i. T.)

3 EL Joghurt (1 %)

1 EL Leinöl

2 EL Walnüsse (gehackt)

Salz

Zubereitung:

Karotten und Apfel schälen, fein raspeln und mit Zitronensaft beträufeln. Topfen mit Joghurt und Öl verrühren. Karotten, Apfel und gehackte Walnüsse untermengen und den Aufstrich mit Salz abschmecken.

Energie	150 kcal
Eiweiß	8 g
Fett	9 g
KH	9 g

KLEINE SPEISEN

LINSENSALAT MIT ANANAS

Zutaten für 4 Portionen:

200 g Belugalinsen

4 Lorbeerblätter

3 Stangen Sellerie

100 g Cocktailtomaten

2 Frühlingszwiebeln

1 Dose (250 g) Ananas

1 TL Kreuzkümmel (gemahlen)

4 EL Zitronensaft

3 EL Rapsöl

Salz, Pfeffer

Zubereitung:

Belugalinsen in einem Topf mit ungesalzenem Wasser und Lorbeerblättern zum Kochen bringen, dann die Hitze reduzieren und die Linsen ca. 35–45 Min. kernig weich kochen. In einem Sieb abtropfen und auskühlen lassen. Selleriestangen putzen und in feine Streifen schneiden. Tomaten vierteln. Ananas abtropfen lassen (dabei Saft aufbewahren) und in kleine Stücke schneiden. Kreuzkümmel mit Zitronensaft, etwas Ananassaft, Öl, Salz und Pfeffer verrühren. Vorbereitetes Gemüse damit vermischen und eventuell noch mit Gewürzen abschmecken. Frühlingszwiebeln putzen und in feine Ringe schneiden, vor dem Servieren auf den Salat streuen.

Energie
191 kcal
Eiweiß
5 g
Fett
8 g
KH
24 g

OBST-BRIE-SALAT

Zutaten für 2 Portionen:

1 kleiner Apfel

1 kleine Birne

1 Mandarine

50 g Weintrauben

1 EL Walnüsse (gehackt)

100 g Brie

3 EL Sauerrahm

Saft von ½ Orange

1 TL Honig

½ TL Currypulver

1 Messerspitze Zimt

Zubereitung:

Sauerrahm mit Orangensaft und Honig gut verrühren. Mit Currypulver und Zimt abschmecken. Brie in mundgerechte Stücke teilen. Apfel und Birne waschen, vom Kerngehäuse befreien und in schmale Spalten schneiden. Mandarinen schälen und filetieren. Weintrauben halbieren, eventuell Kerne entfernen. Obst auf den Tellern anrichten, mit Walnüssen bestreuen. Brie darüber verteilen und mit dem Sauerrahmdressing übergießen.

Energie
366 kcal
Eiweiß
11 g
Fett
26 g
KH
23 g

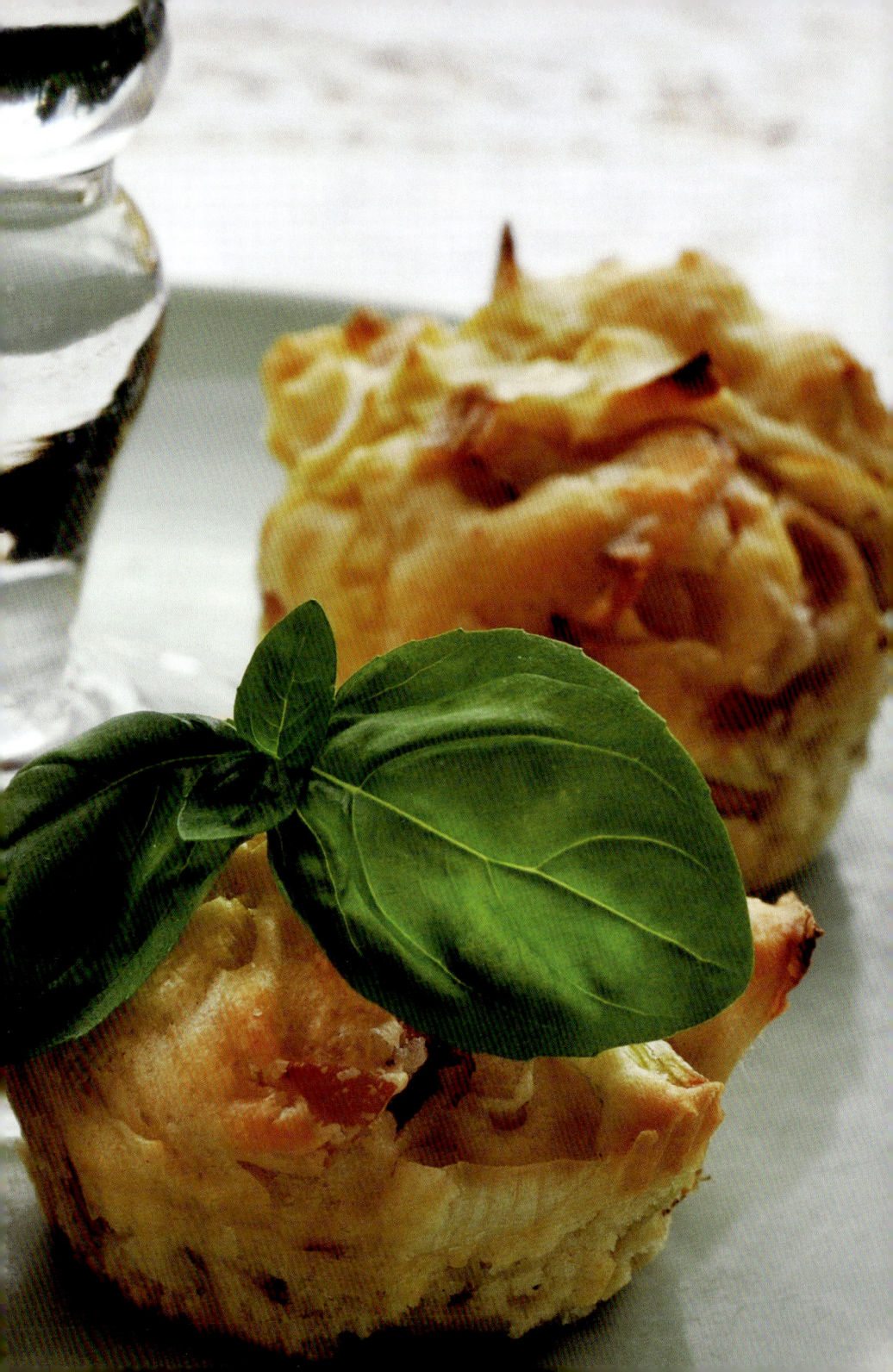

LAUCH-SCHINKEN-MUFFINS

Zutaten für 6 Stück:

50 g Kochschinken

1 Stange Lauch

150 g Weizenmehl (glatt)

50 ml Buttermilch

1 Ei

50 g Frischkäse (mit Kräutern)

3 EL Rapsöl

1 TL Backpulver

¼ TL Natron

Salz, Muskat (gemahlen)

Zubereitung:

Backofen auf 180° C vorheizen. Lauch waschen, putzen und in feine Ringe schneiden. In 1 EL Öl andünsten und mit Salz und einer Prise Muskat würzen. Schinken würfelig schneiden. Frischkäse mit Buttermilch verrühren, restliches Öl sowie verquirltes Ei untermengen und alles gut miteinander verrühren. Mehl mit Backpulver und Natron vermischen, unter die Frischkäsemasse geben und zum Schluss Lauch und Schinkenwürfel untermengen. 6 Muffinförmchen mit dem Teig zu zwei Drittel füllen und im vorgeheizten Backofen ca. 25 Min. backen. Aus dem Ofen nehmen und auskühlen lassen.

Energie
172 kcal
Eiweiß
7 g
Fett
9 g
KH
19 g

SPANISCHER BOHNENSALAT

Zutaten für 4 Portionen:

1 Dose (425 g) weiße Bohnen (abgetropft)

1 Zwiebel

1 Knoblauchzehe

300 g Tomaten

30 grüne Oliven ohne Kern

200 g Feta

3 EL Olivenöl

2 EL Balsamicoessig

Salz, Pfeffer

Zubereitung:

Zwiebel schälen und fein hacken. Knoblauch schälen und zerdrücken. Feta und Tomaten in kleine Würfel schneiden. Oliven halbieren. Aus Olivenöl, Balsamicoessig, Knoblauch, Salz und Pfeffer ein Dressing rühren, dann die restlichen Zutaten unterheben.

Energie
270 kcal
Eiweiß
13 g
Fett
20 g
KH
10 g

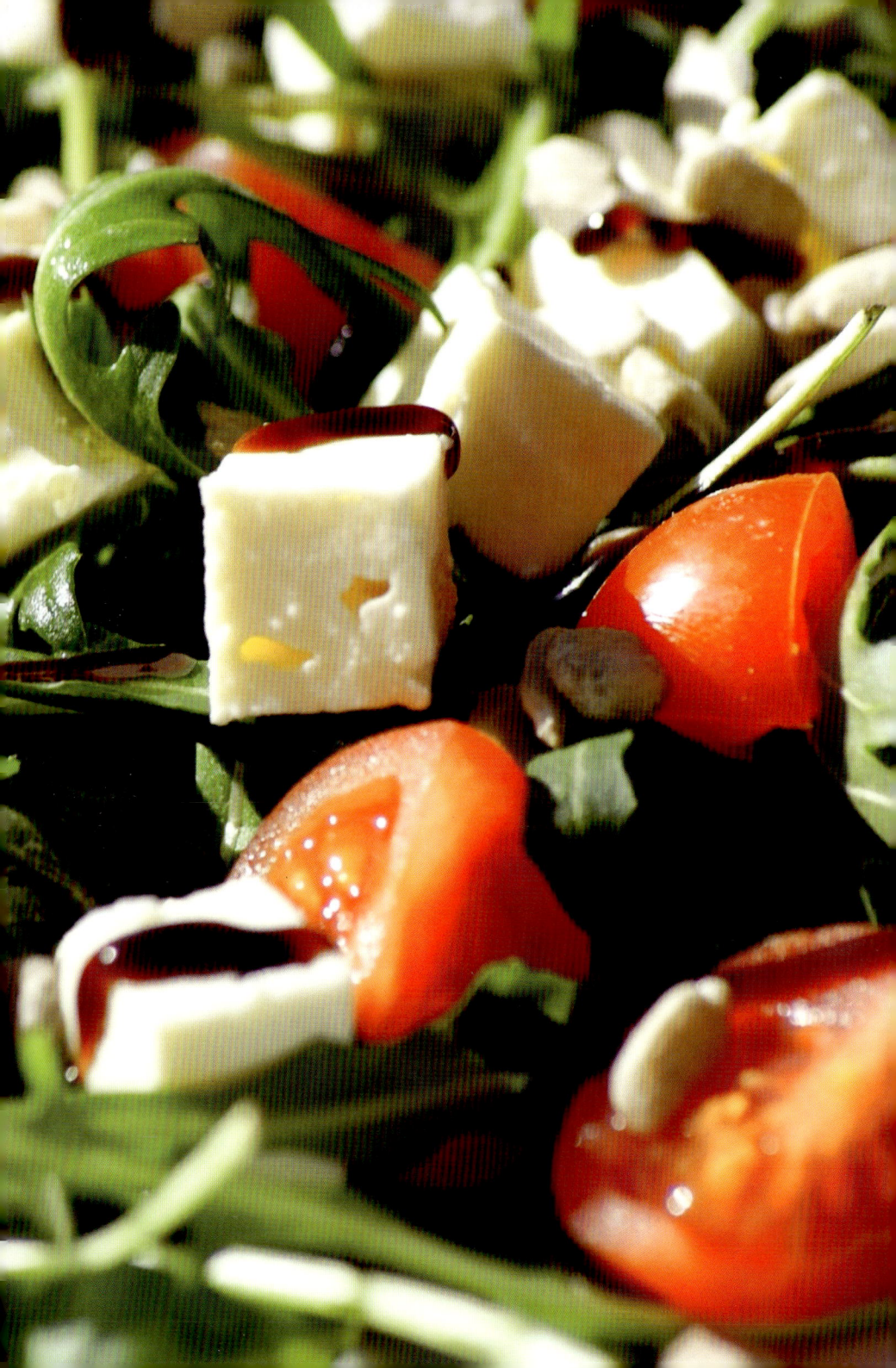

RUCOLA-TOMATEN-SALAT MIT FETA

Zutaten für 1 Portion:

50 g Rucola (Rauke)

50 g Cocktailtomaten

50 g Feta

1 EL Sonnenblumenkerne

1 EL Olivenöl

1 TL Balsamicoessig

Salz, frische Kräuter der Saison

Zubereitung:

Rucola waschen und trockenschleudern. Tomaten vierteln. Feta in kleine Würfel schneiden. Sonnenblumenkerne in einer Pfanne ohne Fett kurz anrösten. Rucola auf einem Teller verteilen, Tomaten und Fetawürfel darübergeben. Mit Olivenöl und Essig beträufeln und mit Salz sowie frischen Kräutern abschmecken. Anschließend mit Sonnenblumenkernen bestreuen.

Energie	284 kcal
Eiweiß	13 g
Fett	25 g
KH	4 g

GEMÜSEDRINK

Zutaten für 1 Portion:

150 g Joghurt (1 %)

1 TL Leinöl

100 g Gurke

50 g roter Paprika

1 EL Dill (gehackt)

1 TL Zitronensaft

Salz

Zubereitung:

Gurke schälen, längs halbieren, die Kerne herauslösen und Gurke in kleine Stücke schneiden. Paprika klein würfeln. Alle Zutaten mit einem Stabmixer pürieren und mit Salz abschmecken.

Energie	148 kcal
Eiweiß	6 g
Fett	8 g
KH	12 g

BROKKOLISALAT MIT SESAM

Zutaten für 2 Portionen:

100 g Brokkoliröschen

1 Ei (hart gekocht)

1 Jungzwiebel

1 Karotte

1 EL Olivenöl

Apfelessig

1 TL Senf

1 EL Sesam

Salz

Zubereitung:

Ei schälen und feinwürfelig schneiden. Brokkoliröschen bissfest dämpfen oder im Salzwasser kochen und dann abkühlen lassen. Karotte schälen und fein raspeln. Jungzwiebel samt grünem Teil fein schneiden. Sesam in einer Pfanne ohne Fett goldbraun anrösten. Brokkoliröschen mit Jungzwiebel, Eiwürfeln, Karottenraspeln und einer Marinade aus Apfelessig, Olivenöl, Senf und Salz vermischen. Mit Sesam bestreuen.

Energie	164 kcal
Eiweiß	9 g
Fett	12 g
KH	4 g

SUPPEN

KOHLRABI-APFEL-CREMESUPPE Ⓐ Ⓔ Ⓜ Ⓞ Ⓥ

Zutaten für 4 Portionen:

2 Kohlrabi (je ca. 300 g)

1 Apfel

1 cm Ingwerwurzel

800 ml Gemüsebrühe

1 EL Butter

100 ml Schlagsahne

Muskat, Kümmel (gemahlen)

Zubereitung:

Kohlrabi, Ingwer und Apfel schälen und in Würfel schneiden. In einem Topf 50 ml Brühe mit 1 EL Butter erhitzen; Kohlrabi, Ingwer und Apfelwürfel dazugeben und ca. 10 Min. dünsten. Mit restlicher Suppe aufgießen und weitere 10 Min. köcheln lassen. Die Suppe mit einem Stabmixer pürieren. Sahne einrühren, die Suppe mit Kümmel und Muskat abschmecken, nochmals erhitzen, aufschlagen und servieren.

Energie
190 kcal
Eiweiß
3 g
Fett
16 g
KH
10 g

> **TIPP:** Die Suppe kann, wenn Sie nicht unter einer Immunschwäche leiden, mit Räucherlachsstreifen verfeinert werden.

ZUCCHINICREMESUPPE

Zutaten für 2 Portionen:

1 mittelgroße Zucchini

1 EL Rapsöl

1 kleine Zwiebel

1 Knoblauchzehe

1 Scheibe Ingwer

1 EL Weizenmehl

250 ml Gemüsebrühe

50 ml Schlagsahne

1 TL Petersilie (gehackt)

1 TL Zitronensaft

Salz, Pfeffer

Zubereitung:

Zucchini waschen und grob würfeln. Kochtopf mit der zerdrückten Knoblauchzehe ausreiben. Zwiebel und Ingwer fein hacken und im heißen Öl glasig dünsten, die Zucchiniwürfel dazugeben und mitdünsten. Mit Mehl bestäuben, kurz anrösten und mit Gemüsebrühe aufgießen. Suppe ca. 15 Min. bei geringer Hitze köcheln lassen und mit Schlagsahne aufgießen. Mit dem Stabmixer kurz pürieren und mit Salz, Pfeffer sowie Zitronensaft abschmecken. Vor dem Servieren mit der gehackten Petersilie bestreuen.

Energie
188 kcal
Eiweiß
3 g
Fett
16 g
KH
8 g

ITALIENISCHE KARTOFFELSUPPE

Zutaten für 4 Portionen:

500 g mehlige Kartoffeln

1 Zwiebel

1 Karotte

1 Stange Sellerie

2 Knoblauchzehen

1 rote Pfefferoni

1 große Tomate

4 EL Olivenöl

800 ml Rindsuppe

4 EL Parmesan (gerieben)

1 Zweig Thymian

½ Bund Basilikum

Salz, Pfeffer
(frisch gemahlen)

Zubereitung:

Kartoffeln und Karotte schälen und würfelig schneiden. Pfefferoni hacken. Knoblauch und Zwiebel schälen und fein hacken, Sellerie in Würfel schneiden. In einem Topf Olivenöl erhitzen, Zwiebel und Knoblauch darin anschwitzen, dann Kartoffel-, Sellerie- und Karottenwürfel sowie Pfefferoni und Thymian beifügen. Mit der Suppe aufgießen, mit Salz und Pfeffer abschmecken und zugedeckt ca. 30 Min. kochen lassen. Die fertige Suppe mit einem Stabmixer pürieren, dann geriebenen Parmesan unterheben. Tomate mit heißem Wasser überbrühen, häuten, das Kerngehäuse entfernen und Fruchtfleisch in kleine Würfel schneiden. Basilikum fein hacken und mit Tomatenwürfeln vermischen. Diese Mischung vor dem Servieren jeweils in die Suppe geben.

Energie
264 kcal
Eiweiß
12 g
Fett
16 g
KH
18 g

KÄSESUPPE

Zutaten für 4 Portionen:

1 Karotte

1 Scheibe Knollensellerie

2 kleine Zwiebeln

160 g Emmentaler

1 EL Weizenmehl (glatt)

600 ml Gemüsebrühe

1 EL Butter

2 EL Petersilie (gehackt)

Salz, Pfeffer
(frisch gemahlen)

1 TL Paprikapulver
(edelsüß)

Zubereitung:

Emmentaler grob reiben. Zwiebeln schälen und sehr fein hacken, Karotten und Sellerie schälen und kleinwürfelig schneiden. Butter in einem Topf erhitzen und Gemüse darin anschwitzen, mit Mehl bestäuben, kurz rösten und mit Suppe aufgießen. Umrühren, gut verkochen lassen und mit Salz, Pfeffer und Paprikapulver abschmecken. Zwei Drittel des geriebenen Emmentaler unterheben und bei sehr geringer Hitze in der Suppe schmelzen lassen. Beim Servieren mit dem restlichen Käse und gehackter Petersilie bestreuen.

Energie
242 kcal
Eiweiß
13 g
Fett
19 g
KH
5 g

TOMATENSUPPE MIT AMARANTH

Zutaten für 4 Portionen:

400 g reife Tomaten

1 Schalotte

2 Knoblauchzehen

2 EL Olivenöl

120 g Amaranth

600 ml Gemüsebrühe

2 EL Tomatenmark

100 g Feta

2 EL Crème fraîche

1 TL Zucker oder Honig

1 TL Kräuter der Provence (getrocknet)

1 EL Petersilie (gehackt)

Salz, Pfeffer (frisch gemahlen)

Zubereitung:

Tomaten mit heißem Wasser überbrühen, schälen und kleinwürfelig schneiden. Schalotte und Knoblauch schälen und fein hacken. Olivenöl in einem Suppentopf erhitzen. Schalotte, Knoblauch und Kräuter darin bei mittlerer Hitze unter ständigem Rühren andünsten, bis die Schalotten weicher werden. Amaranth untermengen und gut verrühren. Tomatenwürfel dazugeben, mit Gemüsebrühe aufgießen und alles aufkochen lassen. Mit Tomatenmark, Salz, Pfeffer und Zucker würzen. Bei geschlossenem Deckel und geringer Hitze ca. 30 Min. köcheln lassen. Feta fein krümeln und zusammen mit Crème fraîche unter die Suppe rühren. Gehackte Petersilie untermengen und eventuell nachwürzen.

TIPP: Statt Amaranth kann auch Reis oder Couscous verwendet werden. Die Suppe kann auch mit einem Schuss Orangensaft verfeinert werden.

Energie	250 kcal
Eiweiß	8 g
Fett	18 g
KH	17 g

KARFIOL-CURRY-SUPPE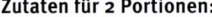

Zutaten für 2 Portionen:

200 ml Kokosmilch

1 Karotte

300 g Karfiol/Blumenkohl

1 Knoblauchzehe

1 EL Rapsöl

2 TL Currypulver

1 Messerspitze Kardamom

Salz, Pfeffer

Zubereitung:

Knoblauchzehe schälen und fein würfeln. Karotte schälen und ebenfalls in kleine Würfel schneiden. Karfiol putzen und in kleine Röschen zerteilen. Knoblauchwürfel in heißem Öl andünsten, Curry und Kardamom untermengen und kurz mitdünsten. Mit 300 ml Wasser und Kokosmilch aufgießen, Karfiolröschen dazugeben. Ca. 10 Min. köcheln lassen, dann Karottenwürfel untermengen und mit Salz und Pfeffer abschmecken. Nochmals ca. 5 Min. kochen.

Energie	102 kcal
Eiweiß	3 g
Fett	6 g
KH	9 g

WALDVIERTLER SUPPENTOPF

Zutaten für 4 Portionen:

150 g Suppengrün

1 Zwiebel

1 EL Rapsöl

800 ml Gemüsebrühe

Petersilie, Muskatnuss

200 g Hühnerbrust

60 g Suppennudeln (roh)

50 g Champignons

Knoblauch, Pfefferkörner

Salz, Lorbeerblatt

Zubereitung:

Suppengrün putzen, schälen und würfelig schneiden. Zwiebel schälen und klein hacken. Zwiebel und Gemüse in Öl leicht anrösten, dann mit Gemüsesuppe aufgießen. Pfefferkörner, Lorbeerblatt und Knoblauch beigeben und die Suppe aufkochen lassen.

Hühnerfleisch waschen, in die Suppe einlegen und ca. 20 Min. darin kochen. In der Zwischenzeit die Suppennudeln in reichlich Salzwasser bissfest kochen, abseihen und abschrecken. Geputzte Champignons blättrig schneiden und in wenig Wasser dünsten.

Hühnerfleisch aus der Suppe nehmen, in Streifen schneiden und gemeinsam mit den gekochten Nudeln und gedünsteten Champignons in die Suppe geben. Mit Muskatabschmecken und mit gehackter Petersilie bestreuen.

Energie	
176 kcal	
Eiweiß	
15 g	
Fett	
7 g	
KH	
13 g	

HAUPTSPEISEN

LACHSFILET MIT BROKKOLI

Zutaten für 2 Portionen:

2 Lachsfilets (je ca. 150 g)

400 g Brokkoli

1 EL Olivenöl

1 EL Butter

Saft von ½ Zitrone

1 EL Petersilie (gehackt)

Salz, Pfeffer

Zubereitung:

Lachsfilet waschen und trockentupfen. Olivenöl mit Zitronensaft, Salz und Pfeffer verrühren und den Fisch darin ca. 20 Min. marinieren. In der Zwischenzeit Brokkoli putzen und in Röschen teilen. Lachsfilets in der heißen Butter von beiden Seiten ca. 5–8 Min. braten, mit der verbliebenen Marinade aufgießen und kurz weiterdünsten. Währenddessen Brokkoliröschen im Salzwasser bissfest garen. Den fertigen Fisch mit Brokkoli anrichten und mit gehackter Petersilie bestreuen.

Energie
370 kcal
Eiweiß
34 g
Fett
23 g
KH
6 g

TIPP: Als Beilage dazu eignen sich Salzkartoffeln oder Bandnudeln sehr gut.

REIS MIT KÜRBISCURRY

Zutaten für 2 Portionen:

500 g Kürbis

250 g Lauch

125 g Langkornreis

250 ml Gemüsebrühe

2 EL Rapsöl

200 ml Joghurt (1 %)

40 g Kokosraspel

2 gestrichene EL Currypulver

1 EL Schnittlauchröllchen

Salz

Zubereitung:

Kürbis schälen und klein würfeln. Lauch putzen und in fingerdicke Ringe schneiden. Reis mit ca. 4/5 der Gemüsebrühe aufkochen, dann zugedeckt bei schwacher Hitze bissfest garen. Kürbis und Lauch bei mittlerer Hitze im Öl ca. 3 Min. braten, dabei öfter wenden. Currypulver und Salz dazugeben und gut umrühren. Restliche Gemüsebrühe dazugießen, aufkochen und zugedeckt bei schwacher Hitze weitere 3 Min. garen. Reis mit Gemüsecurry vermischen, mit Kokosraspeln bestreuen. Joghurt mit Schnittlauchröllchen und Salz vermischen und zum Reis-Kürbis-Curry servieren.

Energie
564 kcal
Eiweiß
13 g
Fett
27 g
KH
65 g

KARTOFFELPUFFER MIT APFELMUS

Zutaten für 2 Portionen:

400 g Kartoffeln
1 Ei
40 g Topfen (10 % F. i. T.)
½ Zwiebel
2 EL Kartoffelstärke
4 EL Rapsöl
Salz, Muskat
300 g Apfelmus (aus dem Glas)

Zubereitung:

Zwiebel schälen und sehr fein hacken. Kartoffeln schälen, reiben und mit Ei, Topfen, Zwiebeln und Kartoffelstärke vermischen. Mit Salz und Muskat abschmecken. Im heißen Öl kleine Laibchen ausbacken. Dazu Apfelmus servieren.

Energie
488 kcal
Eiweiß
10 g
Fett
24 g
KH
57 g

ZANDER AUF PAPRIKAKRAUT

Zutaten für 4 Portionen:

1 Kopf junges Weißkraut
2 rote Paprikaschoten
1 Zwiebel
1 Knoblauchzehe
100 ml Gemüsebrühe
4 EL Olivenöl
1 TL Zucker
600 g Zanderfilet (mit Haut, ohne Gräten)
1 TL Paprikapulver (edelsüß)
1 Prise Kümmel
½ TL Majoran (getrocknet)
1 EL Weizenmehl (glatt)
2 EL Crème fraîche
2 Lorbeerblätter
Salz, weißer Pfeffer

Zubereitung:

Vom Kraut den Strunk und äußere Blätter entfernen. Kraut in ca. 1 cm breite Streifen schneiden. Paprikaschoten längs halbieren, entkernen und waschen. Paprikahälften mit dem Sparschäler schälen und in Streifen schneiden. Zwiebel schälen und fein würfeln. 2 EL Olivenöl in einer Pfanne erhitzen und Zucker darin leicht karamellisieren, dann Zwiebelwürfel dazugeben und anrösten. Kraut, Paprikastreifen, Majoran, Lorbeerblätter und Kümmel einrühren. Paprikapulver darüberstreuen, verrühren und mit Brühe ablöschen. Mit Salz und Pfeffer würzen. Etwa 10–20 Min. dünsten. Zum Schluss noch Crème fraîche einrühren.
Zanderfilet waschen, trockentupfen und in 8 Stücke schneiden. Die Hautseite der Zanderfilets einritzen und mit etwas Mehl bestreuen. Die Filets von beiden Seiten salzen und pfeffern. 2 EL Öl in einer Pfanne erhitzen und die Fischstücke darin bei mittlerer Hitze auf der Hautseite 3–4 Min. knusprig anbraten. Die Filets wenden und die Pfanne vom Herd nehmen. In der Resthitze durchziehen und dann kurz auf Küchenpapier abtropfen lassen. Mit Kraut anrichten. Dazu passen Kartoffeln als Beilage.

Energie
315 kcal
Eiweiß
32 g
Fett
16 g
KH
11 g

KRAUTFLEISCH Ⓥ

Zutaten für 2 Portionen:

400 g Weißkraut

80 g mageres Schweinefleisch

1 Zwiebel

2 EL Rapsöl

1 EL Sauerrahm

1 EL Mehl (glatt)

1 EL Paprikapulver (edelsüß)

1 TL Essig

Kümmel, Majoran

Salz, Pfeffer

Zubereitung:

Kraut putzen und in feine Streifen schneiden. Fleisch waschen, trockentupfen und würfeln. Zwiebel schälen, fein hacken und dann in Öl anschwitzen. Fleischwürfel dazugeben und von allen Seiten kräftig anbraten. Mit Paprikapulver würzen, sofort mit etwas Wasser aufgießen und Essig einrühren. Mit Salz, Kümmel, Majoran und Pfeffer würzen. Kraut dazugeben und weich dünsten. Sauerrahm mit Mehl verrühren und zum Schluss einrühren.

Energie	218 kcal
Eiweiß	12 g
Fett	14 g
KH	12 g

PUTENRÖLLCHEN IN KOKOSSAUCE   ☺

Zutaten für 4 Portionen:

1 Stück (ca. 400 g) Putenfilet

250 g Wildreismischung

½ rote Pfefferoni

250 ml Kokosmilch

2 EL Crème fraîche

1 Knoblauchzehe

10 g Ingwerknolle

2 EL Rapsöl

1 EL Limettensaft (oder Zitronensaft)

1 TL abgeriebene Schale von 1 Bio-Limette (oder Bio-Zitrone)

ca. 1 EL Sambal Oelek

Salz, Pfeffer

Zubereitung:

Wildreismischung nach Packungsanweisung im Salzwasser bissfest garen. In der Zwischenzeit Ingwer und Knoblauch schälen und fein hacken. Pfefferoni längs halbieren, gut entkernen, waschen und quer in feine Streifen schneiden. Putenfilet waschen, trockentupfen und in 8 dünne Schnitzel schneiden. Putenschnitzel salzen, pfeffern, mit Sambal Oelek bestreichen, dann aufrollen und mit Holzspießchen feststecken. Fleischröllchen im heißen Öl von allen Seiten anbraten, Knoblauch, Ingwer sowie Limettenschale hinzufügen und kurz mitbraten. Mit Kokosmilch aufgießen und Crème fraîche unterrühren. Ca. 10 Min. köcheln lassen, dabei die Röllchen mehrmals wenden. Anschließend die Sauce mit Limettensaft, Salz und Pfeffer abschmecken.

Energie	414 kcal
Eiweiß	29 g
Fett	9 g
KH	53 g

KRAUTROULADEN Ⓥ

Zutaten für 2 Portionen:

4 große Weißkrautblätter

200 g Faschiertes (Hackfleisch)

1 Zwiebel

35 g Topfen (10 % F. i. T.)

½ Grahamweckerl/ -brötchen

1 EL Semmelbrösel

1 EL Rapsöl

100 ml Rindsuppe

Majoran, Thymian (getrocknet)

Salz, Pfeffer

Zubereitung:

Krautblätter im heißen Wasser blanchieren und die Rippen flachklopfen. Grahambrötchen in Wasser einweichen, dann ausdrücken und durch ein Sieb passieren. Zwiebel schälen, hacken und zusammen mit Fleisch, Gewürzen, Topfen und Semmelbrösel gut verkneten und salzen. Daraus mit nassen Händen kleine Fleischröllchen formen und mit den Weißkrautblättern umwickeln. Die Roulade vorsichtig im Öl anbraten, mit Rindsuppe aufgießen und zugedeckt fertig garen. Zum Schluss den Saft abseihen und abschmecken.

Energie	368 kcal
Eiweiß	26 g
Fett	23 g
KH	14 g

CURRYHUHN MIT ANANAS, KAROTTEN UND MANDELN

Zutaten für 2 Portionen:

250 g Hühnerfilet

1 Jungzwiebel

1 kleine Zwiebel

200 g Karotten

1 rote Paprikaschote

25 g Mandelstifte

1 Knoblauchzehe

60 ml Rindsuppe

2 Ananasscheiben (aus der Dose)

½ TL Ingwer (klein gehackt)

1 TL Stärkemehl

Rapsöl

1 TL Curry

Salz

Zubereitung:

Hühnerfleisch waschen, trockentupfen und in ½ cm dicke, kleine Stücke schneiden. Zwiebeln und Knoblauch schälen, fein hacken. Karotten schälen und in feine Streifen schneiden. Paprika putzen und würfelig schneiden. Mandelstifte in sehr wenig Öl hell anrösten und beiseitestellen. Ananas in kleine Stücke, Jungzwiebeln in feine Ringe schneiden. 2 EL Öl in einer großen Pfanne erhitzen, Fleisch darin anbraten, leicht salzen und dann herausnehmen. Zwiebel, Knoblauch und Ingwer in 1 EL Öl kurz anbraten, Curry zugeben und mitrösten. Karotten und Paprika untermengen, salzen und 1 Min. braten. Dann Fleisch und Ananasstücke zugeben, alles mit Rindsuppe aufgießen und zugedeckt ca. 3 Min. köcheln lassen. 1 EL Stärkemehl mit etwas kaltem Wasser verrühren, unter das Fleisch geben und aufkochen. Zum Schluss mit Mandeln und Jungzwiebeln vermischen.

Energie	382 kcal
Eiweiß	35 g
Fett	16 g
KH	23 g

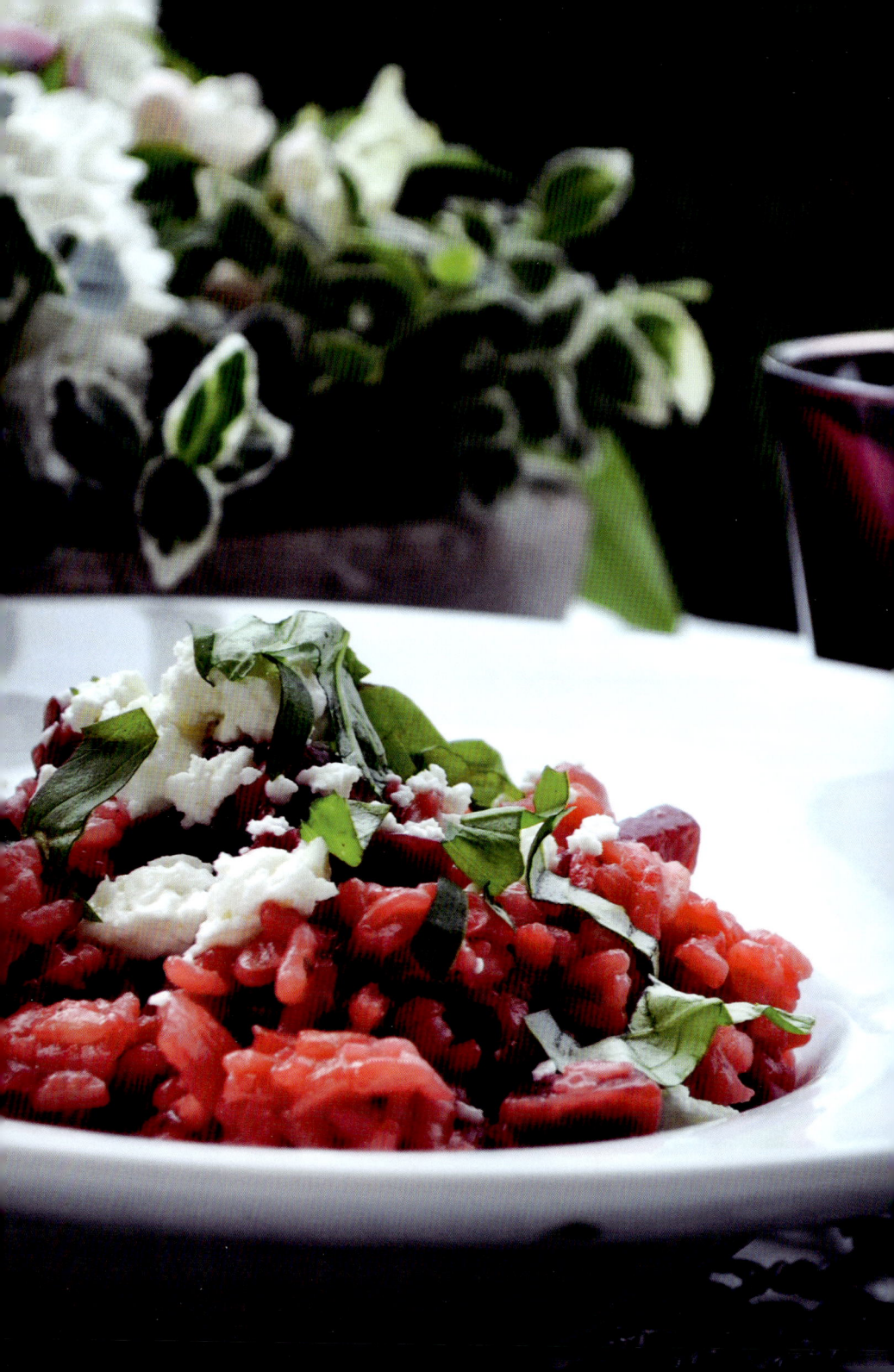

ROTE-RÜBEN-RISOTTO MIT FETA

Zutaten für 2 Portionen:

250 g Rote Rüben (gekocht)

500 ml Gemüsebrühe

1 kleine Zwiebel

1 Knoblauchzehe

1 EL Butter

160 g Risotto- bzw. Rundkornreis

60 ml trockener Weißwein

1 Lorbeerblatt

2 Pimentkörner (Neugewürz)

2 EL Basilikumblätter

100 g Feta

Salz, Pfeffer

Zubereitung:

Rote Rüben kleinwürfelig schneiden. Zwiebel und Knoblauch schälen, fein würfeln und in heißer Butter farblos anschwitzen. Reis unterheben und gut durchrühren, bis er ganz von der Butter überzogen ist. Mit Weißwein ablöschen. Lorbeerblatt und Piment dazugeben. Mit 1 Glas Gemüsebrühe aufgießen und aufkochen lassen. Sobald der Reis die Flüssigkeit aufgesogen hat, immer wieder etwas Brühe nachgießen. Nach ca. 10 Min. Garzeit Rote Rüben zum Reis geben. Nach ca. 20 Min. ist das Risotto gar. Währenddessen Basilikum waschen und in Streifen schneiden. Feta zerkrümeln. Risotto mit Salz und Pfeffer abschmecken und die Basilikumstreifen unterheben. Beim Anrichten mit Feta bestreuen.

Energie	587 kcal
Eiweiß	17 g
Fett	12 g
KH	72 g

KARTOFFEL-EI-GEMÜSE

Zutaten für 2 Portionen:

300 g Kartoffeln

1 kleine Zwiebel

1 Knoblauchzehe

100 g Champignons

150 g Erbsen (tiefgekühlt)

1 Karotte

2 Eier

2 EL Olivenöl

125 ml Gemüsebrühe

1 EL Zitronensaft

2 EL Crème fraîche

Salz, weißer Pfeffer

1 Prise Koriander (gemahlen)

1 EL Petersilie (gehackt)

Zubereitung:

Kartoffeln schälen und in Würfel schneiden. Zwiebel und Knoblauch schälen und fein hacken, dann im heißen Öl glasig dünsten. Kartoffelwürfel dazugeben, mit Brühe aufgießen, aufkochen und bei schwacher Hitze ca. 15 Min. garen. Champignons putzen und feinblättrig schneiden. Unter die Kartoffeln geben, Zitronensaft, gefrorene Erbsen und Crème fraîche untermengen. Mit Salz, Pfeffer und Koriander würzen und zugedeckt bei geringer Hitze weitere 5 Min. garen. Eier ca. 5 Min. lang kochen, kalt abschrecken und dann schälen und vierteln. Karotten schälen und raspeln. Petersilie fein hacken. Kartoffelgemüse auf den Tellern anrichten und mit Karottenraspeln und Petersilie bestreuen. Eier danebensetzen und eventuell mit Salz und Pfeffer abschmecken.

Energie	433 kcal
Eiweiß	17 g
Fett	26 g
KH	31 g

KARTOFFEL-ZUCCHINI-OMELETT Ⓐ Ⓔ Ⓞ Ⓥ

Zutaten für 2 Portionen:

200 g Kartoffeln
(festkochend)

2 kleine Zucchini

1 EL Petersilie (gehackt)

4 Eier

Salz

4 EL Rapsöl

Zubereitung:

Kartoffeln schälen, Zucchini putzen und beide Zutaten mit einem Gurkenhobel in dünne Scheiben hobeln. Danach mit Küchenpapier trockentupfen. Petersilie fein hacken und mit verquirlten Eiern vermengen. Öl in einer Pfanne erhitzen, Zucchini- und Kartoffelscheiben darin bei geringer Hitze und unter häufigem Wenden ca. 10 Min. weich braten. Mit Salz würzen und mit Eiermasse aufgießen. So lange weiterbraten, bis die Eiermasse an der Unterseite gestockt ist. Omelett wenden und weitere 5 Min. braten. In Stücke geteilt servieren.

Energie	447 kcal
Eiweiß	19 g
Fett	34 g
KH	16 g

BEILAGEN

GEMÜSEREIS

Zutaten für 4 Portionen:

2 Karotten

1 kleine Zwiebel

½ gelbe Paprikaschote

50 g Erbsen

2 Tomaten

250 g Naturreis

2 EL Olivenöl

1 Bund Petersilie

Salz, Pfeffer

Zubereitung:

Zwiebel schälen und fein hacken. Karotten schälen und in Stifte schneiden. Paprika in schmale Streifen schneiden. Tomaten kurz mit heißem Wasser überbrühen und die Haut abziehen. Zwiebeln, Karotten und Paprika in heißem Olivenöl andünsten, mit etwas Wasser aufgießen und ca. 10 Min. dünsten. Kurz vor Ende der Garzeit gewürfelte Tomaten und Erbsen dazugeben. Nach dem Garen Wasser abgießen. Reis nach Rezept zubereiten, mit dem gegarten Gemüse vermischen und mit Salz und Pfeffer abschmecken. Mit frisch gehackter Petersilie großzügig bestreuen.

Energie
284 kcal
Eiweiß
6 g
Fett
6 g
KH
51 g

RATATOUILLE

Zutaten für 2 Portionen:

1 kleine Zwiebel

1 Knoblauchzehe

1 kleine Aubergine

1 gelbe Paprikaschote

1 kleine Zucchini

2 EL Olivenöl

1 kleine Dose (400 g) Tomatenstücke

½ TL Kräuter der Provence (getrocknet)

½ TL Rosmarin (getrocknet)

1 TL Zitronensaft

Salz, Pfeffer (frisch gemahlen)

Zubereitung:

Zwiebel und Knoblauchzehe schälen. Zwiebel fein würfeln, Knoblauch hacken. Paprika, Zucchini und Aubergine putzen und abspülen. Paprika in mundgerechte Würfel, Zucchini in mitteldicke Scheiben, Aubergine in Würfel schneiden. Auberginen mit Zitronensaft und wenig Salz mischen und ziehen lassen. Zwiebel und Knoblauch in Öl anbraten, dann das restliche Gemüse zugeben und mit Tomaten und etwas Wasser (das Gemüse sollte damit knapp bedeckt sein) füllen. Kräuter hinzufügen und alles etwa 10 Min. bei mittlerer Hitze und geschlossenem Deckel garen. Mit Salz und Pfeffer würzen und weitere 10–15 Min. garen, bis die Masse sämig, aber nicht matschig ist.

Energie
154 kcal
Eiweiß
4 g
Fett
11 g
KH
9 g

KOHLRABIGEMÜSE

Zutaten für 1 Portion:

½ Kohlrabi

120 ml Gemüsebrühe

1 TL Butter

1 EL Schlagsahne

etwas Zitronensaft

1 TL Petersilie
(fein gehackt)

Salz, Muskat

Zubereitung:
Kohlrabi schälen, vierteln und in Stifte schneiden. Mit Gemüsebrühe aufgießen und bissfest kochen. Mit Mehl bestäuben, gut umrühren, Butter und Schlagsahne unterheben, kurz mitkochen und mit Salz, Muskat und Zitrone abschmecken. Mit gehackter Petersilie bestreuen.

Energie	182 kcal
Eiweiß	3 g
Fett	17 g
KH	5 g

RADIESCHENSALAT

Zutaten für 2 Portionen:

100 ml Joghurt (1 %)

1 EL Zitronensaft

1 TL flüssiger Honig

1 Bund Radieschen

1 kleiner Apfel

1 kleine Birne

1 EL Kresse

Salz, Pfeffer

Zubereitung:
Joghurt mit Zitronensaft, Honig und Gewürzen mit einem Schneebesen leicht verschlagen. Radieschen waschen, putzen und in Scheiben schneiden. Apfel und Birne waschen, das Kerngehäuse entfernen und Obst in Spalten schneiden. Diese Spalten und die Radieschenscheiben mit dem Dressing vermengen und vor dem Servieren mit der Kresse bestreuen.

Energie	105 kcal
Eiweiß	3 g
Fett	1 g
KH	20 g

WALDORFSALAT

Zutaten für 2 Portionen:

1 großer Apfel

¼ Knollensellerie

Saft von ½ Zitrone

1 EL Walnussöl

2 EL gehackte Walnüsse

100 ml Joghurt (1 %)

½ TL Zucker

Salz

Zubereitung:
Apfel und Sellerie schälen und würfeln. Miteinander vermengen und Zitronensaft dazugeben. Nüsse, Öl, Joghurt und Zucker untermengen, gut vermischen und eventuell mit etwas Salz abschmecken.

Energie	237 kcal
Eiweiß	5 g
Fett	17 g
KH	16 g

KÜRBISGEMÜSE

Zutaten für 4 Portionen:

800 g Kürbis

1 Apfel (säuerlich)

2 Schalotten

1 Knoblauchzehe

5 g Ingwerknolle

2 EL Butter

1 Zitrone

½ Bund Petersilie

1 TL Zucker

Salz, Cayennepfeffer

Zubereitung:

Kürbis und Apfel schälen und in 1 cm große Würfel schneiden. Schalotten, Knoblauch und Ingwer kleinwürfelig schneiden. Petersilie sehr fein hacken. Butter in einer tiefen Pfanne erhitzen und darin Zwiebel, Knoblauch und Ingwer kurz anschwitzen. Kürbis- und Apfelstücke untermengen und ebenfalls anschwitzen. Zitrone auspressen, Saft unter das Gemüse geben, mit Zucker bestreuen und bei geschlossenem Deckel ca. 10–15 Min. weiter dünsten. Anschließend mit Salz und Cayennepfeffer abschmecken und mit gehackter Petersilie bestreuen.

Energie	145 kcal
Eiweiß	2 g
Fett	9 g
KH	13 g

POLENTASCHNITTEN MIT TOFU

Zutaten für 4 Portionen:

500 ml Gemüsebrühe

125 g Polenta

100 g Tofu

1 EL Sojasauce

2 EL Kresse

Salz

Muskatnuss (gerieben)

2 EL Rapsöl

Zubereitung:

Tofu in kleine Würfel schneiden und mit Sojasauce marinieren. Gemüsebrühe aufkochen, Polenta einstreuen und 15 Min. auf kleiner Flamme unter ständigem Rühren kochen. Vom Herd nehmen, Tofu und Kresse unterheben und mit Salz und Gewürzen abschmecken. In eine Auflaufform oder auf ein Blech streichen und auskühlen lassen. Nach dem Auskühlen in Rechtecke schneiden und vor dem Anrichten in heißem Fett anbraten.

Energie	218 kcal
Eiweiß	8 g
Fett	10 g
KH	25 g

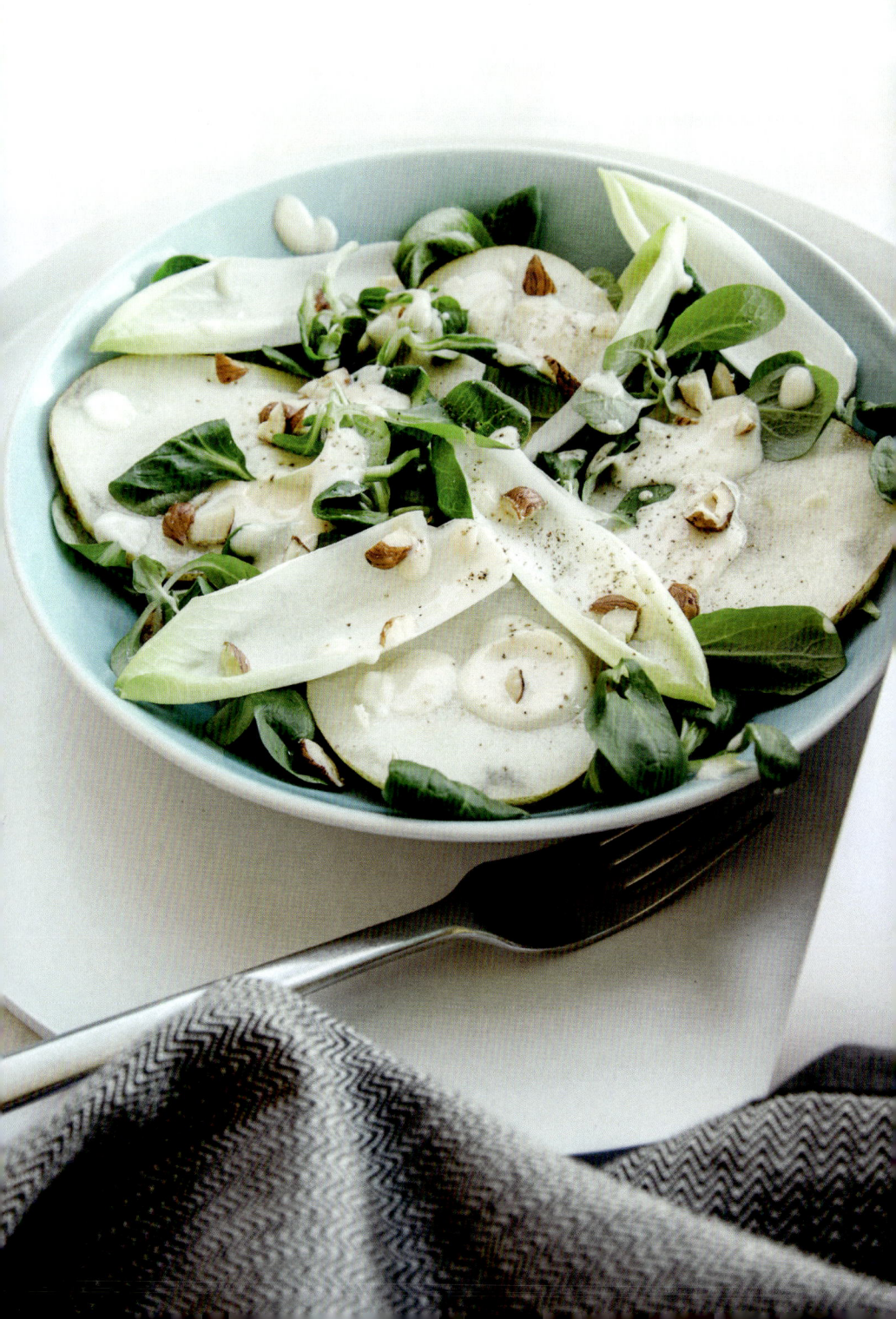

CHICORÉE-BIRNEN-SALAT

Zutaten für 2 Portionen:

100 g Feldsalat

250 g Chicorée

1 kleine Birne

1 EL Zitronensaft

1 EL Haselnüsse
(gehackt)

100 g Joghurt (1 %)

1 TL milder Senf

1 EL Weizenkeimöl

1 Messerspitze
Paprikapulver

1 Prise Zucker

Salz

Zubereitung:

Feldsalat gründlich waschen und putzen, gut abtropfen lassen. Chicorée waschen, putzen und in 2 cm breite Streifen schneiden. Birne waschen, ungeschält vierteln und das Kerngehäuse ausschneiden. Birnenviertel in ganz dünne Scheiben schneiden und sofort mit Zitronensaft beträufeln. Mit Feldsalat und Chicorée auf einer Platte ausbreiten. Die Nüsse hacken und in einer trockenen Pfanne bei mittlerer Hitze kurz anrösten, die Pfanne dann sofort vom Herd nehmen. Für das Dressing Joghurt mit Senf, Paprika, Salz, Zucker und Öl verrühren. Über den Salat gießen und mit Haselnüssen bestreuen.

Energie
182 kcal

Eiweiß
6 g

Fett
11 g

KH
15 g

DESSERTS

OBSTSALAT MIT VANILLEJOGHURT

Zutaten für 2 Portionen:

1 großer Apfel

1 kleine Banane

2 Kiwis

1 Orange

Saft von ½ Zitrone

1 EL Honig

150 g Joghurt (1 %)

1 Pkg. Bourbon-
Vanillezucker

1 EL Walnüsse (gehackt)

Zubereitung:

Apfel schälen und entkernen. In mundgerechte Stücke schneiden und mit Zitronensaft beträufeln. Banane schälen, blättrig schneiden, ebenfalls mit Zitronensaft beträufeln. Kiwi und Orange schälen, in Stücke schneiden. Honig mit etwas Wasser und dem restlichen Zitronensaft vermischen und damit den Obstsalat marinieren. Zugedeckt etwas ziehen lassen. Joghurt mit Vanillezucker verrühren und über den Obstsalat gießen. Mit gehackten Walnüssen bestreuen.

Energie	290 kcal
Eiweiß	6 g
Fett	7 g
KH	48 g

HIMBEERTOPFEN

Zutaten für 2 Portionen:

250 g Topfen (20% F. i. T.)

100 ml Orangensaft

250 g Himbeeren
(frisch bzw. tiefgekühlt)

2 EL Leinsamen

1 EL Staubzucker
bzw. Süßstoff

Zubereitung:

Topfen mit Orangensaft und Zucker glatt rühren. Himbeeren mit Wasser abspülen (bzw. auftauen) und unter die Topfencreme geben. Mit Leinsamen bestreut servieren.

Energie	236 kcal
Eiweiß	19 g
Fett	6 g
KH	23 g

BRATÄPFEL MIT MANDELN UND MARZIPAN Ⓐ Ⓑ Ⓔ ☺ Ⓥ

Zutaten für 2 Portionen:

2 Äpfel

Saft von ½ Zitrone

25 g Marzipan

20 g Dörrpflaumen

1 EL Honig

1 TL Rosinen

30 g Mandelstifte

Staubzucker zum Bestreuen

Zubereitung:

Backofen auf 180° C vorheizen. Von den Äpfeln Deckel abschneiden und die unteren Teile mit einem Ausstecher aushöhlen. Äpfel mit etwas Zitronensaft beträufeln. Marzipan und Trockenpflaumen in kleine Würfel schneiden, diese mit Rosinen, Mandelstiften, Honig und Zitronensaft vermischen. Äpfel mit dieser Mischung füllen, Deckel wieder aufsetzen. Äpfel in eine feuerfeste Form legen und auf unterer Schiene bei 180° C ca. 30 Min. backen. Vor dem Servieren mit Puderzucker bestreuen.

Energie	279 kcal
Eiweiß	5 g
Fett	11 g
KH	39 g

KOKOSCREME Ⓐ Ⓔ Ⓜ Ⓞ Ⓤ Ⓥ

Zutaten für 2 Portionen:

2 EL Kokosraspel

200 g Topfen (10% F. i. T.)

4 EL Kokosmilch

2 TL flüssiger Honig

200 g rote Weintrauben

Zubereitung:

Topfen mit Kokosmilch und Honig glatt rühren. Trauben halbieren, eventuell entkernen und unter die Topfenmasse rühren. Kokosraspel in einer Pfanne ohne Fett goldbraun rösten. Die Creme mit Kokosraspeln bestreuen.

Energie	266 kcal
Eiweiß	13 g
Fett	9 g
KH	32 g

MOHN-NUSS-APFEL-KUCHEN Ⓐ Ⓞ ☺ Ⓥ

Zutaten für 10 Portionen:

4 Eier

100 g Mohn (gemahlen)

100 g Walnüsse (gemahlen)

80 g Kristallzucker

3 mittelgroße Äpfel

1 Prise Salz

Zubereitung:

Backofen auf 160° C vorheizen. Eier trennen. Eigelb mit Zucker schaumig schlagen, gemahlene Nüsse und Mohn unterheben. Äpfel schälen und grob raspeln, dann unter die Eiermasse geben. Eiweiß mit 1 Prise Salz steif schlagen und vorsichtig mit der Eier-Nuss-Masse vermischen. Eine Kastenform mit Backpapier auslegen und den Teig hineinstreichen. Auf mittlerer Schiene bei 160° C ca. 45 Min. backen, bis der Kuchen eine dunkelbraune Kruste bekommt.

Energie	208 kcal
Eiweiß	7 g
Fett	14 g
KH	14 g

ZITRONEN-HIMBEER-TORTE

Zutaten für 12 Stück:

Biskuit:

80 g Weizenmehl (glatt)
40 g Mandeln (gerieben)
4 Eier
40 g Staubzucker
40 g Kristallzucker
1 Pkg. Vanillezucker
1 Prise Salz

Zitronencreme:

500 g Topfen (10% F. i. T.)
250 ml Schlagsahne
250 ml Joghurt natur (1%)
120 g Staubzucker
Saft und Schale von 2 Bio-Zitronen
12 Blatt Gelatine
150 g Himbeeren zum Garnieren

Zubereitung:

Backofen auf 190° C vorheizen. Eine Tortenform ausfetten und bemehlen. Mehl mit Mandeln vermischen. Eier trennen. Eigelb mit Staubzucker und Vanillezucker cremig schlagen. Eiweiß mit Kristallzucker und Salz ebenfalls schaumig schlagen, dann Eidottercreme und Mehlmischung unterheben. Auf mittlerer Schiene bei 190° C ca. 12–15 Min. backen. Auskühlen lassen.

Für die Topfencreme Topfen mit Joghurt, Zitronenschale und Staubzucker glatt rühren. Gelatineblätter in kaltem Wasser einweichen, dann gut ausdrücken und im erhitzten Zitronensaft auflösen. Zur Topfenmasse geben. Schlagsahne cremig schlagen und ebenfalls unterheben. Topfencreme auf dem ausgekühlten Biskuitboden glatt verstreichen und die Torte 5 Std. kalt stellen.

Die fertige Torte mit den Himbeeren garnieren.

LEICHT BEKÖMMLICHE ERNÄHRUNG

Es handelt sich hier um eine ausgewogene Mischkost, bei der Lebensmittel und Speisen, die erfahrungsgemäß Unverträglichkeiten hervorrufen, vermieden werden. Außerdem sollten Sie auf jene Lebensmittel und Speisen verzichten, von denen Sie wissen, dass Sie sie nicht vertragen.

Allgemeine Regeln:

- Achten Sie auf eine abwechslungsreiche Kost, um die Versorgung mit essenziellen Nährstoffen, Vitaminen und Mineralstoffen sicherzustellen.
- Sie sollten 5–6 kleinere Mahlzeiten über den Tag verteilt einnehmen.
- Essen Sie langsam und in Ruhe; kauen Sie die Speisen gut und genießen Sie das Essen.
- Trinken Sie 1,5–2 Liter über den Tag verteilt, am besten ungezuckerte Getränke, z. B. Leitungswasser, stilles Mineralwasser, Kräutertees oder milde Früchtetees. Obstsäfte sollten nur maßvoll genossen werden, am besten mit Wasser verdünnt.
- Sie sollten weder zu kalte noch zu heiße Getränke und Speisen zu sich nehmen.
- Die Zubereitung der Speisen hat einen gewissen Einfluss auf deren Verdaulichkeit. Achten Sie daher auf eine schonende Zubereitung (anbraten mit wenig Öl, dünsten, kochen, dämpfen).
- Fettreiche Speisen, überhitzte Fette (z. B. beim Frittieren) und dunkel angebratene Speisen sind schwer verdaulich.
- Meiden Sie blähende Speisen und Getränke.
- Brot und Gebäck sollten nicht allzu frisch sein, um Blähungen zu vermeiden.
- Junge, faserarme, gekochte Gemüsesorten wie Karotten, Wurzelgemüse, Sellerie, Fenchel, Spargelspitzen, Auberginen, Zucchini, passierter Spinat, Kochsalat, Kürbis, Brokkoliröschen oder Schwarzwurzeln werden gut vertragen. Tomaten ohne Haut und Kerne sowie Salat aus gekochten Gemüsesorten wie Karotten-, Sellerie-, Rote-Rüben-Salat und rohe Blattsalate wie Feldsalat, Eisbergsalat oder Kopfsalat sind ebenfalls gut bekömmlich.
- Als Obst sind z. B. Bananen und Beerenfrüchte leicht verdaulich und gesund.
- Kräuter wie Petersilie, Majoran, Liebstöckel, Thymian, Basilikum, Dill, Estragon, Kerbel und Kümmel sind zum Würzen gut geeignet und können Ihnen helfen, Salz zu ersetzen.
- Meiden Sie stark geräucherte und geselchte Speisen. Stattdessen sollten Sie magere Fleisch- und Wurstsorten (Schinken, Krakauer, Kalbspariser, kalter Karreebraten) verzehren.
- Meiden Sie zu üppige Abendmahlzeiten.
- Meiden Sie grobe Kerne (Sonnenblumenkerne, Maiskörner), holzige und faserreiche Lebensmittel (Kohl, Hülsenfrüchte) sowie Obst und Gemüse mit harter Haut (Weintrauben, Orangen).

Oft ist die Verträglichkeit auch individuell verschieden. Hilfe bei der Feststellung, welche Lebensmittel und Speisen eher gut oder eher schlecht vertragen werden, bietet ein Ernährungsprotokoll. Schreiben Sie mit, welche Nahrungsmittel verzehrt wurden und ob Beschwerden aufgetreten sind. Dieses Protokoll ist auch bei der Ernährungsberatung bei Ihrer Diätologin/Diätassistentin/Ökotrophologin sehr hilfreich, weil damit auf Ihre individuelle Verträglichkeit und Nährstoffversorgung eingegangen werden kann.

Anhand der folgenden Symbole bzw. Abkürzungen sehen Sie auf einen Blick, welche Rezepte besonders für Sie geeignet sind (siehe dazu auch die Übersichtstabelle ab S. 126):

A Appetitlosigkeit

B Blähungen

D Durchfall

E Entzündungen im Mundbereich

M Mundtrockenheit

O Osteoporose

☺ stimmungsaufhellend

Ü Übelkeit

V Verstopfung

AUFSTRICHE

KRÄUTERAUFSTRICH Ⓐ Ⓑ Ⓓ Ⓔ Ⓜ Ⓤ Ⓞ

Zutaten für 2 Portionen:

100 g Topfen (10 % F. i. T.)

2 EL Joghurt (3,5 %)

Frische Kräuter nach Belieben oder tiefgekühlte Kräuter

1 TL Leinöl

Salz

Zubereitung:

Topfen mit Joghurt und Leinöl verrühren, fein gehackte Kräuter unterheben und mit Salz abschmecken.

Energie	80 kcal
Eiweiß	7 g
Fett	4 g
KH	3 g

SCHAFSKÄSEAUFSTRICH Ⓐ Ⓑ Ⓓ Ⓔ Ⓜ Ⓞ ☺ Ⓤ

Zutaten für 2 Portionen:

100 g Schafskäse

50 ml Joghurt (1 %)

1 EL Dill (gehackt)

1 TL Leinöl

Salz

Zubereitung:

Schafskäse mit einer Gabel zerdrücken und mit Joghurt und Leinöl gut verrühren. Gehackten Dill unter die Schafskäsemasse geben. Mit Salz abschmecken.

Energie	151 kcal
Eiweiß	10 g
Fett	12 g
KH	1 g

SELLERIE-TOPFEN-AUFSTRICH Ⓐ Ⓑ Ⓓ Ⓜ Ⓞ Ⓤ Ⓥ

Zutaten für 2 Portionen:

125 g Topfen (10 % F. i. T.)

1 EL Sauerrahm

50 g Knollensellerie

1 kleiner Apfel

½ TL Zitronensaft

1 TL Leinöl

Salz

Zubereitung:

Topfen mit Sauerrahm und Leinöl gut verrühren. Sellerie und Äpfel schälen, fein raspeln und unter die Topfenmasse geben. Mit Zitronensaft und Salz abschmecken.

Energie	117 kcal
Eiweiß	8 g
Fett	5 g
KH	9 g

ROTE-RÜBEN-AUFSTRICH

Zutaten für 2 Portionen:

200 g Rote Rüben
(gekocht)

100 g Topfen (20% F. i. T.)

1 kleiner Apfel

1 TL Kren (gerieben)

Saft von ½ Zitrone

Salz

Zubereitung:

Rote Rüben grob raspeln. Apfel schälen, ebenfalls raspeln und mit Zitronensaft beträufeln. Mit Topfen glatt rühren. Mit Kren und Salz abschmecken.

Energie
115 kcal
Eiweiß
7 g
Fett
3 g
KH
15 g

TOMATENAUFSTRICH

Zutaten für 2 Portionen:

100 g Topfen (10% F. i. T.)

1 EL Leinöl

2 EL Tomatenmark

1 Tomate

3 EL Joghurt (3,5 %)

Dill (gehackt)

Salz

Zubereitung:

Topfen mit Öl und Tomatenmark zu einer glatten Paste verrühren, Joghurt untermengen. Tomate überbrühen, schälen und kleinwürfelig schneiden. Mit Topfenmasse und Dill verrühren und mit Salz abschmecken.

Energie
138 kcal
Eiweiß
10 g
Fett
7 g
KH
8 g

LACHSAUFSTRICH

Zutaten für 4 Portionen:

200 g Topfen (10% F. i. T.)

3 EL Joghurt (3,5 %)

100 g Räucherlachs

½ Bund Dill

Saft von 1 Zitrone

Salz

Zubereitung:

Topfen mit Joghurt glatt rühren. Lachs in kleine Würfel schneiden und unter die Topfenmasse geben. Dill fein hacken und mit dem Aufstrich vermischen. Kurz ziehen lassen und dann mit Zitronensaft und eventuell Salz abschmecken.

Vorsicht: Verwenden Sie keinen Räucherlachs, wenn Sie unter einer Immunschwäche leiden.

Energie
98 kcal
Eiweiß
11 g
Fett
4 g
KH
5 g

KLEINE SPEISEN

AVOCADO-ORANGEN-DRINK

Zutaten für 2 Portionen:

½ kleine Avocado

Saft von ½ Limette

200 ml Orangensaft

250 ml Molke

1 EL Honig

Zubereitung:

Avocado halbieren und aus einer Hälfte das Fruchtfleisch aus der Schale heben. Avocado, Limettensaft, Orangensaft und Honig mit einem Stabmixer glatt pürieren. Molke untermengen und alles nochmals kräftig mixen.

Energie	188 kcal
Eiweiß	3 g
Fett	9 g
KH	22 g

HEIDELBEER-KOKOS-DRINK

Zutaten für 2 Portionen:

150 g Heidelbeeren

100 ml Kokosmilch
(ungesüßt, aus der Dose)

Saft und abgeriebene
Schale von ½ Bio-Limette

1 EL flüssiger Honig

250 ml Sojadrink
(mit Kalzium)

Zubereitung:

Heidelbeeren kurz abbrausen, trockentupfen und verlesen. Dann mit Kokosmilch, Honig, Limettensaft und abgeriebener Limettenschale fein pürieren, mit Sojadrink auffüllen und alles kräftig mixen.

Energie	138 kcal
Eiweiß	4 g
Fett	4 g
KH	22 g

ORANGEN-KAROTTEN-DRINK

Zutaten für 1 Portion:

1 kleine Orange

50 ml Karottensaft

1 TL flüssiger Honig

100 ml Buttermilch

Zubereitung:

Orange schälen, klein schneiden und mit Honig und Karottensaft fein pürieren. Buttermilch untermengen und alles nochmals kurz mixen.

Energie	122 kcal
Eiweiß	5 g
Fett	1 g
KH	22 g

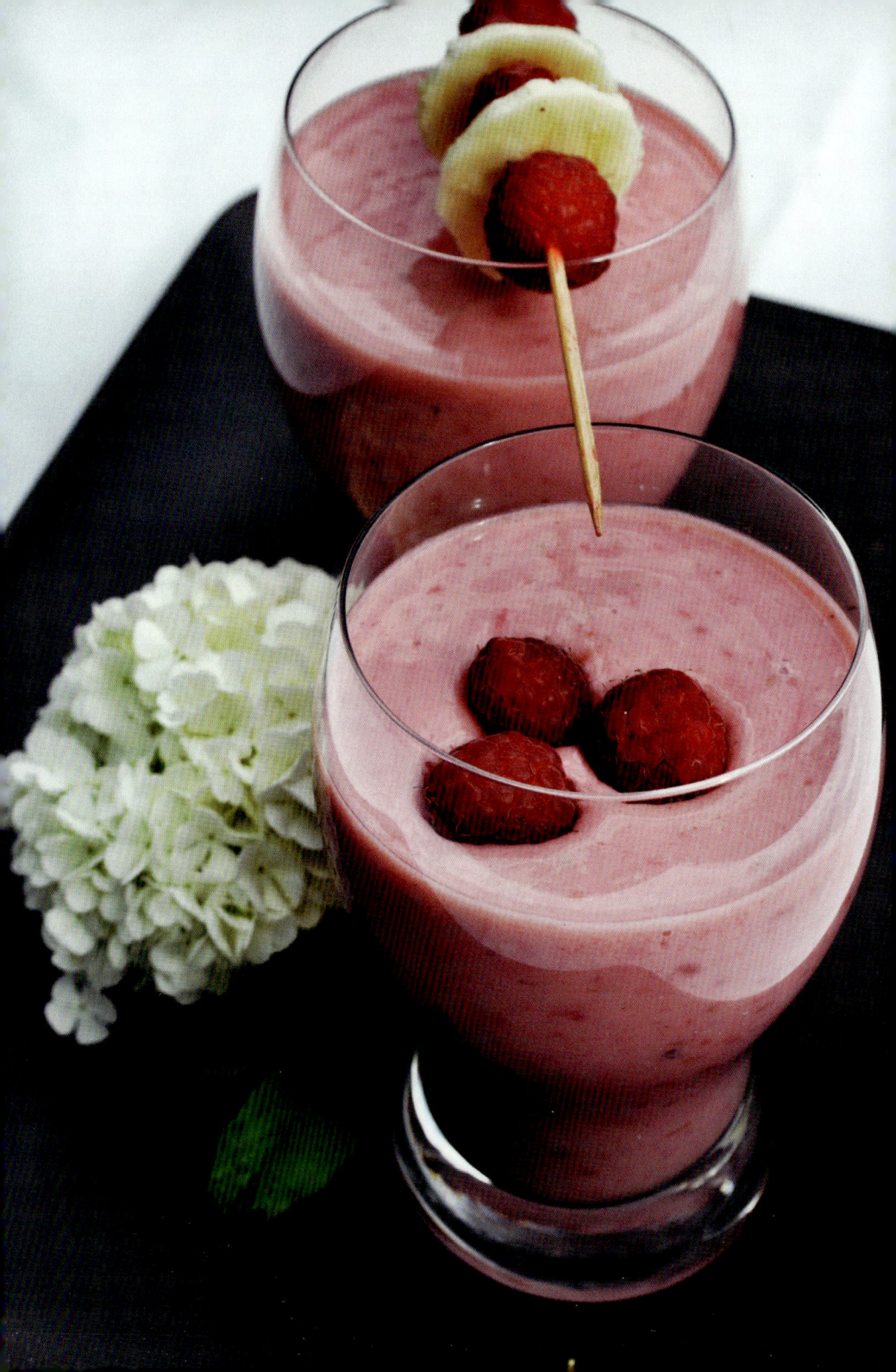

HIMBEER-BANANEN-SHAKE

Zutaten für 2 Portionen:

1 reife Banane

150 g Himbeeren
(tiefgekühlt)

300 ml Buttermilch

1 Prise Zimt

Zubereitung:

Banane schälen. Himbeeren auftauen und mit Banane und Buttermilch glatt pürieren. Mit Zimt würzen.

Energie
116 kcal
Eiweiß
6 g
Fett
1 g
KH
18 g

GEFLÜGELSALAT MIT ANANAS

Zutaten für 4 Portionen:

200 g Hähnchenbrustfilet

150 g Ananas
(aus der Dose)

50 g Sellerie

2 EL Mayonnaise (leicht)

100 g Joghurt (3,5 %)

Saft von ½ Zitrone

2 EL Rapsöl

2 EL Petersilie oder Dill
(gehackt)

Salz

Zubereitung:

Hähnchenbrustfilet waschen, trockentupfen, in dünne Streifen schneiden und diese mit Salz würzen. In heißem Rapsöl von allen Seiten goldgelb braten. Sellerie schälen, kochen und in kleine Würfel schneiden, Ananas in Stücke schneiden. Ananas, Fleischstreifen, Sellerie, Zitronensaft, Joghurt und Mayonnaise miteinander vermischen und mit Salz abschmecken. Vor dem Servieren mit gehackten Kräutern bestreuen.

Energie
188 kcal
Eiweiß
14 g
Fett
10 g
KH
10 g

EMMENTALER-BIRNEN-SALAT

Zutaten für 2 Portionen:

2 Scheiben Emmentaler

1 reife, weiche Birne

100 ml Joghurt (1,5 %)

Saft von ½ Zitrone

1 TL Senf

1 TL Petersilie (gehackt)

Salz

Zubereitung:

Birne waschen, das Kerngehäuse entfernen und Birne in kleine Würfel schneiden. Mit Zitronensaft beträufeln. Emmentaler in feine Streifen schneiden. Aus Joghurt, Senf, Petersilie und Salz ein Dressing zubereiten. Käsestreifen und Birnenwürfel mit dem Joghurtdressing vermengen und servieren.

Energie
186 kcal
Eiweiß
11 g
Fett
10 g
KH
12 g

KRÄUTERTOPFEN-SCHINKENRÖLLCHEN

Zutaten für 1 Portion:

3 Scheiben Kochschinken

60 g Topfen (10 % F. i. T.)

1 EL Sauerrahm

1 EL gehackte Kräuter
(frisch oder tiefgekühlt)

Salz

Zubereitung:

Topfen mit Sauerrahm und Kräutern glatt rühren und mit Salz abschmecken. Die Masse in je ein Blatt Schinken streichen und dann einrollen.

Energie	175 kcal
Eiweiß	19 g
Fett	9 g
KH	4 g

PIKANTE TOPFENTERRINE

Zutaten für 4 Portionen:

200 g Kartoffeln

100 g Hüttenkäse

100 g Topfen (10 % F. i. T.)

100 g Joghurt (3,5 %)

50 g Karotten

50 g Gelbe Rüben

50 g Zucchini

4 Blatt Gelatine

Gehackte Kräuter
(evtl. tiefgekühlt)

Salz

Zubereitung:

Kartoffeln schälen, kochen und grob reiben. Das restliche Gemüse putzen und weich kochen. Nach dem Auskühlen schälen und kleinwürfelig schneiden. Gelatine im kalten Wasser einweichen, danach gut ausdrücken und in ca. 4 EL heißem Wasser auflösen. Topfen mit Joghurt, Salz und Kräutern gut verrühren. Hüttenkäse dazugeben und die aufgelöste Gelatine unterrühren. Zum Schluss die geriebenen Kartoffeln sowie die Gemüsewürfel unterheben. Eine Kastenform mit Frischhaltefolie auslegen. Die Topfenmasse einfüllen und über Nacht im Kühlschrank fest werden lassen.

Energie	105 kcal
Eiweiß	10 g
Fett	3 g
KH	10 g

AVOCADO-HÜTTENKÄSE

Zutaten für 2 Portionen:

1 Becher (200 g)
Hüttenkäse

1 kleine, reife Avocado

Zitronensaft

Salz

Zubereitung:

Avocado halbieren, Kern entfernen und das Fruchtfleisch aus der Schale herauslöffeln. Mit einer Gabel zerdrücken, unter den Hüttenkäse geben und mit Zitronensaft und Salz abschmecken.

Energie	268 kcal
Eiweiß	14 g
Fett	22 g
KH	3 g

LIMETTEN-MILCHREIS

Zutaten für 2 Portionen:

100 g Rundkornreis

300 ml Milch (1,5 %)

4 EL Zucker

2 EL Butter

100 g Joghurt

Saft und abgeriebene Schale von 1 Bio-Limette

1 Prise Salz

Zubereitung:

Einen Topf mit kaltem Wasser ausspülen. Milch, Reis, Zucker, Butter, Limettenschale und Salz in dem Topf zum Kochen bringen, dabei gelegentlich umrühren. Nach dem Aufkochen die Hitze reduzieren und Milchreis ca. 25–30 Min. bei geschlossenem Deckel unter häufigem Rühren köcheln lassen. Etwas abkühlen lassen, dann Joghurt unterheben und mit Limettensaft abschmecken.

TIPP: Bei Entzündungen im Mundbereich bereiten Sie den Milchreis am besten ohne Limettensaft zu, bei Blähungen mit laktosefreier Milch.

Energie	546 kcal
Eiweiß	10 g
Fett	20 g
KH	79 g

FRUCHTIGER LÖFFELKÄSE A B D E O M ☺ Ü

Zutaten für 2 Portionen:

1 Becher (200 g) Hüttenkäse

3 Pfirsichhälften (aus der Dose)

1 EL flüssiger Honig

Zubereitung:

Hüttenkäse mit Honig vermischen. Pfirsichhälften abtropfen lassen und kleinwürfelig schneiden. Unter den Frischkäse geben.

Energie	174 kcal
Eiweiß	14 g
Fett	2 g
KH	21 g

SUPPEN

BROKKOLICREMESUPPE

Zutaten für 4 Portionen:

400 g Brokkoliröschen

500 ml Gemüsebrühe

5 EL schmelzende Hafer-
flocken

4 EL Schlagsahne

1 Prise Muskatnuss
(gemahlen)

Zubereitung:
Brokkoliröschen in der Gemüsebrühe kochen, bis sie weich sind, dann zusammen mit der Flüssigkeit pürieren und mit den Haferflocken binden. Mit Sahne aufgießen und mit Muskat würzen.

Energie	116 kcal
Eiweiß	4 g
Fett	7 g
KH	8 g

GOLDREGENSUPPE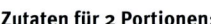

Zutaten für 2 Portionen:

2 EL Weizengrieß

1 Karotte

1 Gelbe Rübe

1 EL Margarine

500 ml Gemüsebrühe

Muskat, Kümmel
(gemahlen)

1 EL Petersilie (gehackt)

Zubereitung:
Grieß bei niedriger Temperatur in zerlassener Margarine goldgelb rösten. Danach mit Suppe aufgießen, die Gewürze beigeben und gut verkochen lassen. Nach dem ersten Aufkochen die geputzte, fein geraffelte Karotte und die Gelbe Rübe beigeben. Mitkochen lassen. Die gehackte Petersilie zum Schluss beifügen.

Energie	174 kcal
Eiweiß	2 g
Fett	13 g
KH	13 g

HAFERSCHLEIMSUPPE (REISSCHLEIMSUPPE)

Zutaten für 2 Portionen:

2 EL Hafermark
(bzw. Reisflocken)

500 ml Wasser

Salz

Zubereitung:
Hafermark mit kaltem Wasser zustellen und 30 Min. auf kleiner Flamme kochen. Bei Bedarf kaltes Wasser nachgießen und umrühren. Die Suppe eventuell durch ein Sieb streichen, durch Wasserzugabe zur gewünschten Konsistenz bringen, nochmals aufkochen und mit Salz abschmecken.

Energie	56 kcal
Eiweiß	2 g
Fett	1 g
KH	9 g

KAROTTENCREMESUPPE

Zutaten für 4 Portionen:

400 g Karotten

1 EL Mehl (glatt)

800 ml Gemüse- bzw. Rindsuppe

60 ml Schlagsahne

1 EL Butter

1 Bund Petersilie (gehackt)

evtl. Zitronensaft

Salz

Zubereitung:

Karotten putzen, schälen und in feine Streifen schneiden. Petersilie fein hacken. Karotten mit dem Großteil der Petersilie in heißer Butter andünsten, mit Mehl bestäuben, kurz durchrösten und mit Suppe aufgießen. Suppe bei geringer Hitze so lange kochen, bis die Karotten kernig weich sind, dann pürieren und mit Salz und eventuell Zitronensaft abschmecken. Sahne in die heiße Suppe einrühren und die Suppe beim Servieren mit der restlichen Petersilie bestreuen.

Energie	197 kcal
Eiweiß	2 g
Fett	18 g
KH	8 g

SELLERIECREMESUPPE A B M O Ü V

Zutaten für 4 Portionen:

1 Knollensellerie

1 Petersilienwurzel

2 EL Mehl (glatt)

2 EL Butter

800 ml Gemüsebrühe

100 ml Schlagsahne

Saft von 1 Zitrone

Petersilie (fein gehackt)

Salz, Muskatnuss (gemahlen)

Zubereitung:

Sellerie und Petersilienwurzel schälen und in grobe Würfel schneiden. In einem Topf mit Salzwasser und Zitronensaft weich kochen, danach abseihen und dabei den Kochsud auffangen. Butter erhitzen, Mehl darin anschwitzen und unter Rühren mit dem Gemüsesud aufgießen. Das Gemüse unterheben und alles mit einem Mixstab pürieren. Mit Suppe aufgießen, gut verkochen lassen und mit Gewürzen abschmecken. Anschließend Sahne einrühren und vor dem Servieren mit der gehackten Petersilie bestreuen.

Energie	224 kcal
Eiweiß	3 g
Fett	20 g
KH	9 g

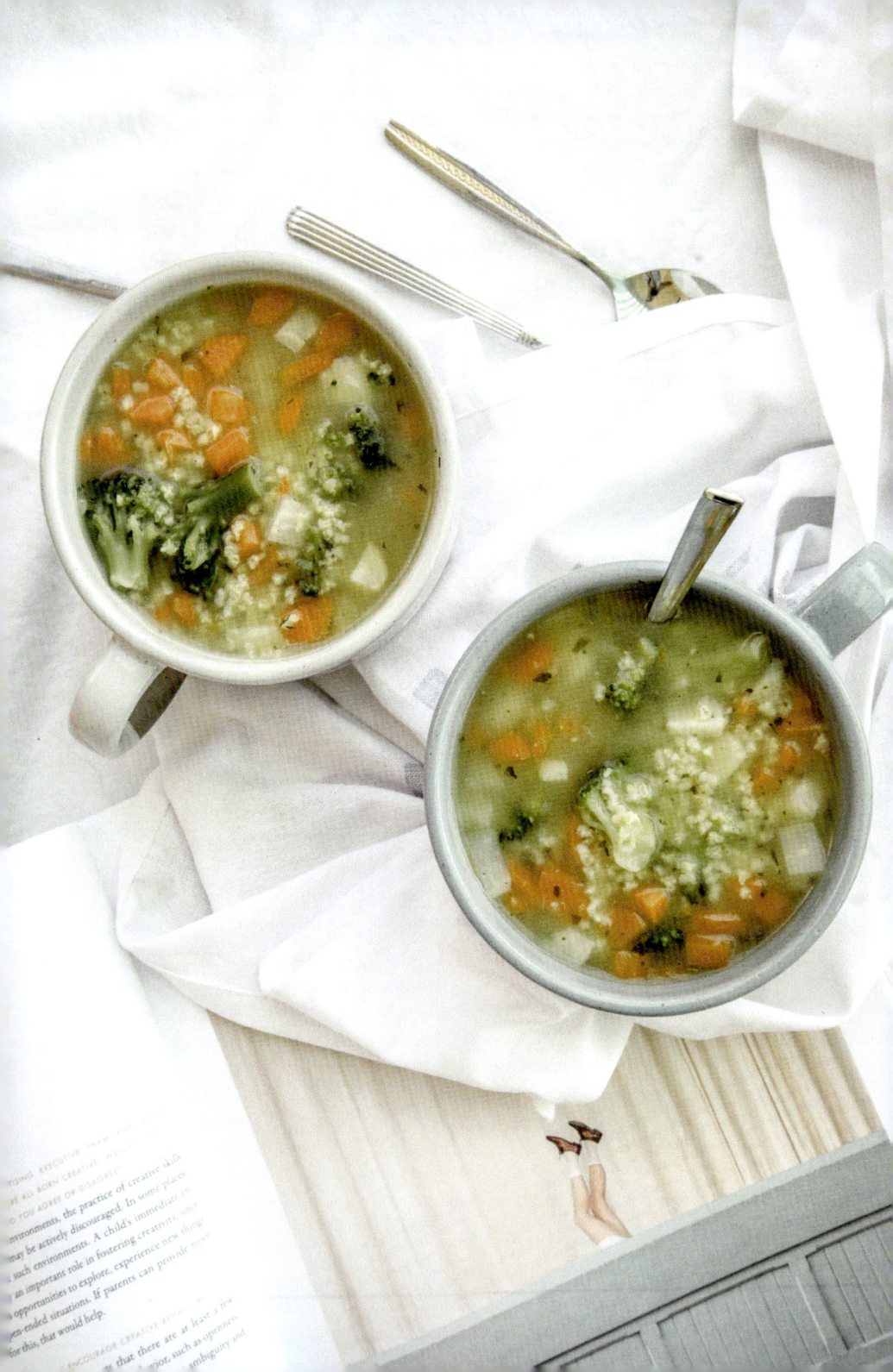

HIRSESUPPE MIT BROKKOLI

Zutaten für 4 Portionen:

7 EL Hirse

1 l Wasser

1 Gemüsebrühwürfel

100 g Brokkoliröschen

2 Karotten

¼ Sellerieknolle

1 Petersilienwurzel

Liebstöckel (getrocknet)

Salz

Zubereitung:

Hirse mit heißem Wasser waschen. Wurzelgemüse putzen, schälen und klein schneiden. Gewaschene Hirse und Wurzelgemüse ohne Fett im Topf anrösten und mit Wasser auffüllen. Liebstöckel und Gemüsewürfel hinzufügen. Alles ca. 20 Min. köcheln lassen, danach zerteilte Brokkoliröschen hinzufügen. Nochmals ca. 10 Min. lang kochen. Bei Bedarf mit Salz nachwürzen.

Energie
138 kcal
Eiweiß
4 g
Fett
3 g
KH
20 g

LEICHTE KARTOFFELSUPPE

Zutaten für 2 Portionen:

200 g Kartoffeln

50 g Karotten

1 EL Mehl

1 EL Sauerrahm

500 ml Gemüsebrühe

Salz, Muskat, Majoran, Kümmel, Lorbeerblatt

1 TL Petersilie (gehackt)

Zubereitung:

Kartoffeln und Karotten schälen und kleinwürfelig schneiden. In einen Topf geben und mit Gemüsebrühe aufgießen, Gewürze und Salz hinzufügen und ca. 20 Min. kochen lassen. Mehl, Sauerrahm und etwas kaltes Wasser verrühren und in die kochende Suppe geben, kurz aufkochen lassen. Fertige Suppe mit gehackter Petersilie bestreuen.

Energie
142 kcal
Eiweiß
3 g
Fett
6 g
KH
18 g

HAUPTSPEISEN

EINMACHHUHN Ⓐ Ⓑ Ⓓ Ⓔ Ⓜ Ⓤ

Zutaten für 4 Portionen:

500 g Hühnerfleisch

60 g Karotten

60 g Knollensellerie

60 g Petersilienwurzel

60 g Gelbe Rüben

3 EL Mehl

1 EL Butter

Salz, Lorbeerblatt, Kümmel, Muskat

1 EL Petersilie (gehackt)

Zubereitung:

Gemüse putzen und in Stücke schneiden. Dann in einem Topf trocken anrösten, mit Wasser aufgießen und aufkochen lassen. Das Huhn und die Gewürze beifügen. Das Mehl fettfrei anrösten (linden); wenn es ausgekühlt ist, die Butter dazugeben und eine Butterkugel bilden. Wenn das Huhn gar ist, aus der Brühe nehmen, die Haut und die Knochen entfernen. Die Brühe abseihen und entfetten, dann die Butterkugel hineingeben und die Einmach gut verkochen lassen. Die Fleischstücke einlegen und abschmecken. Die gehackte Petersilie beifügen.

Energie
201 kcal
Eiweiß
31 g
Fett
5 g
KH
7 g

KALBSBUTTERSCHNITZEL Ⓐ Ⓑ Ⓓ Ⓔ Ⓜ Ⓤ

Zutaten für 4 Portionen:

500 g mageres Kalbshackfleisch (Faschiertes)

1 Semmel (oder 2 Scheiben Weißbrot)

60 ml Schlagsahne

1 Ei

4 EL Rapsöl

1 TL Mehl (glatt)

100 ml Gemüsesuppe

2 EL kalte Butter

1 EL Sauerrahm

Salz, Muskatnuss (gerieben)

Petersilie (gehackt)

Zubereitung:

Backofen auf 180° C vorheizen. Semmel in Wasser einweichen, danach ausdrücken und durch ein Sieb drücken oder faschieren. Kalbfleisch mit Semmelmasse, Petersilie, Schlagsahne und Ei gut verkneten und mit Salz und Muskat kräftig würzen. Fleischmasse vierteln und jede Portion zu einem etwa 4 cm dicken Laibchen formen. Öl in einer Pfanne erhitzen und die Laibchen darin bei mittlerer Hitze auf beiden Seiten jeweils ca. 3 Min. goldgelb braten. Laibchen in eine feuerfeste Form legen. Bratrückstand in der Pfanne mit 1 EL Mehl (in ein wenig Wasser gelöst) verrühren, einmal aufschäumen lassen. Mit Suppe aufgießen und ca. 3 Min. kochen. Laibchen mit dieser Sauce übergießen, Butterflocken daraufsetzen und im auf 180° C vorgeheizten Backofen auf mittlerer Schiene ca. 25 Min. braten. Zum Schluss Sauerrahm in die Sauce einrühren.

Energie
411 kcal
Eiweiß
29 g
Fett
29 g
KH
8 g

ROTBARSCHFILET IN KAROTTENSAUCE

Zutaten für 2 Portionen:

2 Rotbarschfilets
(je ca. 150 g)

150 g Karotten

100 ml Gemüsebrühe

100 ml Milch (1,5 %)

1 EL Mehl (glatt)

Saft von ½ Zitrone

1 EL Petersilie (gehackt)

1 TL Olivenöl

Oregano

Salz

Zubereitung:

Rotbarschfilets waschen, trockentupfen, mit Zitronensaft würzen und auf die mit Olivenöl eingefettete Alufolie legen. Mit Salz und Oregano bestreuen. Die Filets straff in die Folie wickeln und die Enden der Folie eindrehen. Im vorgeheizten Backofen 10–20 Min. bei 220° C garen. Karotten schälen und fein raspeln. Karotten und Gemüsebrühe in einem Topf zum Kochen bringen und zugedeckt 2 Min. kochen lassen. Das Mehl mit der Milch verrühren und damit die kochenden Karotten binden. Weitere 2 Min. köcheln lassen, dabei öfter umrühren, damit nichts am Topfboden ansetzt. Würzen und mit dem Mixstab fein pürieren.
Beim Anrichten zuerst die Karottensauce auf den Teller geben, darauf das Fischfilet legen und mit der gehackten Petersilie bestreuen.

Energie
282 kcal
Eiweiß
35 g
Fett
11 g
KH
10 g

POCHIERTER LACHS IN KRESSESAUCE B E M O ☺ V

Zutaten für 2 Portionen:

2 Lachsfilets (je ca. 150 g)

2 EL Rapsöl

100 ml Gemüsebrühe

100 ml Sauerrahm

Saft von ½ Zitrone

1 Kistchen Kresse

Salz

Zubereitung:

Lachsfilets abspülen und trockentupfen. Von beiden Seiten mit Zitronensaft beträufeln und salzen. Fisch in heißem Öl kurz anbraten, mit Brühe aufgießen und bei schwacher Hitze ca. 8 Min. gar ziehen lassen. Dann den Fisch aus dem Fond nehmen. Sauerrahm mit dem Fischfond gut verrühren und einkochen lassen, mit Salz und Zitronensaft abschmecken. Abgeschnittene Kresse unterrühren. Den Fisch in der Sauce erwärmen und mit Kartoffeln und Salat servieren.

Energie
365 kcal
Eiweiß
30 g
Fett
26 g
KH
4 g

SCHOLLENRÖLLCHEN IN DILLSAUCE

Zutaten für 2 Portionen:

2 Stück Schollenfilet (je ca. 150 g)

1 EL Zitronensaft

3 EL Dill (gehackt)

1 Zucchini

200 ml Gemüsebrühe

50 ml Milch (1,5 %)

1 EL Mehl (glatt)

Salz, Muskat

Zubereitung:

Schollenfilets waschen, trockentupfen und dann der Länge nach halbieren. Mit Zitronensaft, Salz und Muskat von beiden Seiten würzen. 1 EL gehackten Dill auf den Schollenfilets verteilen. Zucchini putzen, längs in dünne Streifen schneiden und in einer beschichteten Pfanne ohne Fett kurz goldgelb anbraten. Dann auf die Fischfilets legen, alles aufrollen und mit Holzspießchen feststecken. Die Röllchen in einer beschichteten Pfanne kurz anbraten, dann mit 100 ml Gemüsebrühe aufgießen und bei mittlerer Hitze ca. 10 Min. kochen.

Milch und die übrigen 100 ml Gemüsebrühe zum Kochen bringen. Mehl in etwas kaltes Wasser einrühren, dann in die Milch geben und auf kleiner Flamme 5 Min. leicht köcheln lassen.

Die Sauce mit dem entstandenen Fischsud und dem gehackten Dill verrühren. Die Schollenröllchen mit der Sauce übergießen und servieren.

Energie	233 kcal
Eiweiß	30 g
Fett	7 g
KH	11 g

KARTOFFEL-ZUCCHINI-AUFLAUF

Zutaten für 4 Portionen:

1 kg Kartoffeln

3–4 (ca. 600 g) Zucchini

500 g Tomaten

1 EL Rapsöl

100 ml Milch (1,5 %)

4 Eier

100 g Parmesan (gerieben)

Salz, Muskat

Zubereitung:

Kartoffeln schälen und in wenig Salzwasser ca. 15 Min. kochen. Abkühlen lassen und in Scheiben schneiden. Zucchini in Scheiben schneiden; Tomaten überbrühen, schälen, entkernen und dann achteln. Gemüse in einer leicht eingeölten, feuerfesten Form schichtweise anordnen. Milch mit Gewürzen und Eiern verquirlen und über das Gemüse gießen. Geriebenen Parmesan darüberstreuen. Im vorgeheizten Backofen bei 200° C 15–20 Min. überbacken.

Energie	424 kcal
Eiweiß	24 g
Fett	19 g
KH	37 g

TOPFENAUFLAUF MIT BEERENKOMPOTT

Zutaten für 4 Portionen:

375 g Topfen (10 % F. i. T.)

250 ml Milch (1,5 %)

1 EL Butter

150 g Zucker

150 g Mehl (glatt)

3 Eier

Schale von ½ Bio-Zitrone

1 Prise Salz

etwas Butter für die Form

200 g Beerenobst
(frisch oder tiefgekühlt)

2 EL Honig

1 EL Stärke

Zubereitung:

Backofen auf 180° C vorheizen. Eier trennen. Eiweiß mit einer Prise Salz und 75 g Zucker steif schlagen. Eigelb mit restlichem Zucker und Zitronenschale schaumig schlagen; Topfen, Milch und Mehl unterheben und alles zusammen cremig rühren. Den festen Eischnee dazurühren. Die Masse in eine bebutterte große Auflaufform füllen, Butterflöckchen darauf verteilen und ca. 45 Min. bei 180° C backen.

Für das Beerenkompott in einem kleinen Topf 100 ml Wasser mit 2 EL Honig erhitzen. 1 EL Stärke in etwas kaltem Wasser glatt rühren und zum Honigwasser geben. Unter Rühren kurz köcheln lassen, dann die Beerenfrüchte unterheben und gut umrühren. Ein paar Minuten ziehen lassen und mit dem Topfenauflauf servieren.

Energie
548 kcal
Eiweiß
23 g
Fett
13 g
KH
83 g

TOPFENSCHMARREN

Zutaten für 1 Portion:

125 g Topfen (10 % F. i. T.)

1 kleines Ei

1 EL Sauerrahm

1 EL feiner Grieß

½ Pkg. Vanillezucker

1 TL Stärkemehl

½ TL Schale von
1 Bio-Zitrone

evtl. Staubzucker
zum Bestreuen

Zubereitung:

Ei trennen. Eigelb mit Vanillezucker und Zitronenschale glatt rühren, Topfen und Sauerrahm unterrühren. Eiweiß steif schlagen. Grieß mit Stärkemehl vermengen und abwechselnd mit dem Eischnee unter die Topfenmasse heben.

Eine beschichtete Pfanne erhitzen und den Teig darin einfüllen. Sobald der Rand gestockt ist, den Teig auf die andere Seite wenden. Dann den Teig mit zwei Gabeln zerreißen und fertig backen. Eventuell mit Staubzucker bestreuen und mit Beerenkompott servieren.

Energie
299 kcal
Eiweiß
23 g
Fett
11 g
KH
25 g

Vorsicht: Bei Entzündungen im Mundbereich genießen Sie den Topfenschmarren statt des Beerenkompotts bitte mit Vanillesauce.

PALATSCHINKEN MIT SPINATFÜLLUNG

Zutaten für 2 Portionen:

Teig:

1 Ei

100 g Mehl

200 ml Milch (1,5 %)

Mineralwasser

1 Prise Salz

1 EL Öl

Füllung:

250 g Blattspinat

100 g Schafskäse

1 EL Grünkernmehl

Salz, Muskatnuss

1 EL Parmesan zum Bestreuen

etwas Fett für die Form

Zubereitung:

Aus Eiern, Mehl, Milch, Öl, Salz und Mineralwasser einen Palatschinkenteig zubereiten, den Teig etwas rasten lassen. In der Zwischenzeit den Spinat waschen, in Salzwasser kochen und sehr gut ausdrücken. Spinat abkühlen lassen und fein schneiden. Schafskäse zerkleinern und mit Grünkernmehl und den Gewürzen unter den Spinat mischen. Eine Backform mit Fett ausstreichen. Aus dem Teig in einer beschichteten Pfanne dünne Palatschinken backen. Die Spinatfüllung gleichmäßig auf die Palatschinken verteilen; die Palatschinken dann einrollen, schräg in Stücke schneiden und in die vorbereitete Form setzen. Zum Schluss mit etwas Käse bestreuen und kurz im Backofen überbacken.

Energie	
476 kcal	
Eiweiß	
25 g	
Fett	
21 g	
KH	
45 g	

BROKKOLIAUFLAUF

Zutaten für 2 Portionen:

140 g Nudeln (z. B. Penne)

500 g Brokkoli

1 EL Butter

2 EL Mehl

250 ml Milch (1,5 %)

1 großes Ei

30 g Parmesan

1 TL Gemüsebrühe (Pulver)

1 EL Sesam

1 TL Kräutermischung (tiefgekühlt)

Salz, Muskat

Zubereitung:

Nudeln nach Packungsanweisung bissfest kochen. Brokkoli putzen, den Strunk entfernen und Brokkoli in Röschen zerteilen. Béchamelsauce zubereiten: Butter zerlassen, Mehl dazugeben, leicht aufschäumen lassen und anschließend schrittweise mit Milch aufgießen. Das Ganze 5 Min. unter ständigem Rühren köcheln lassen. 1 TL Gemüsebrühe hineingeben. In die überkühlte Béchamelsauce das Ei und einen Teil des Parmesans einrühren und mit Salz, Kräutern und Muskat abschmecken. Die Brokkoliröschen kurz im Salzwasser bissfest dünsten. Zusammen mit abgetropften Nudeln in eine Auflaufform schichten und die vorbereitete Sauce darübergießen, mit dem restlichen Parmesan und Sesam bestreuen. Bei 180° C ca. 30 Min. backen.

Energie	
604 kcal	
Eiweiß	
30 g	
Fett	
24 g	
KH	
66 g	

TOPFEN-GNOCCHI Ⓐ Ⓑ Ⓓ Ⓜ Ⓞ ☺ Ⓤ̈ Ⓥ

Zutaten für 2 Portionen:

250 g mehlige Kartoffeln

250 g Topfen (10 % F. i. T.)

30 g Hartweizengrieß

80 g Mehl (glatt)

1 Eigelb

25 g Parmesan

½ Bund Basilikum

300 g Tomaten

2 EL Olivenöl

Salz

1 Prise Muskatnuss (gemahlen)

Zubereitung:

Kartoffeln in der Schale kochen, noch heiß schälen und durch die Kartoffelpresse drücken. Auskühlen lassen. Topfen auf ein Geschirrtuch breiten, Tuch zudrehen, Flüssigkeit herausdrücken und den Topfen in eine Schüssel füllen. Salz und Muskat dazugeben. Kartoffeln, Topfen, Grieß, Mehl und Eidotter zu einem glatten Teig verkneten, eventuell etwas Mehl dazugeben, falls der Teig zu klebrig wird. Eine Arbeitsfläche gut bemehlen. Aus dem Teig Rollen mit ca. 2 cm Durchmesser formen und in ca. 1 cm dünne Scheiben schneiden. Diese im Mehl wenden und dann leicht über einen Gabelrücken drücken und zu Gnocchi aufrollen. Gnocchi in kochendem Salzwasser ca. 5 Min. ziehen lassen.

Tomaten heiß überbrühen, dann die Haut abziehen und das Fruchtfleisch würfeln. In heißem Olivenöl 5 Min. erhitzen, mit Salz abschmecken. Mit den Gnocchi servieren und mit geriebenem Parmesan und gehacktem Basilikum bestreuen.

Energie
522 kcal
Eiweiß
29 g
Fett
19 g
KH
62 g

TOPFENLAIBCHEN MIT JOGHURTSAUCE Ⓐ Ⓑ Ⓔ Ⓜ Ⓞ Ⓤ̈ Ⓥ

Zutaten für 2 Portionen:

1 Karotte

1 Scheibe Knollensellerie

3 EL Rapsöl

200 g mehlige Kartoffeln

100 g Topfen (10 % F. i. T.)

2 EL Mehl

1 Ei

200 g Joghurt (1 %)

2 EL Sauerrahm

gemischte Kräuter (gehackt; frisch oder tiefgekühlt)

Salz, Muskatnuss

Zubereitung:

Gemüse schälen, im Salzwasser dünsten, abgießen und in kleine Würfel schneiden. Kartoffeln kochen, noch heiß schälen, durch eine Kartoffelpresse drücken und etwas abkühlen lassen. Ei, Gemüse, Topfen, Mehl und Kartoffeln miteinander vermengen und würzen. Laibchen formen und im heißen Fett goldgelb backen. Auf Küchenpapier abtropfen lassen. Für die Sauce Joghurt mit Sauerrahm gut verrühren, mit Salz und Kräutern abschmecken. Die Laibchen mit der Joghurtsauce verrühren.

Energie
411 kcal
Eiweiß
17 g
Fett
26 g
KH
27 g

APFELPALATSCHINKEN

Zutaten für 4 Portionen:

250 g Mehl

500 ml Milch (1,5 %)

3 Eier

2 EL Öl

Salz

6 Äpfel

2 EL Zucker

150 ml Orangensaft

1 EL Zitronensaft

abgeriebene Schale von ½ Bio-Zitrone

1 EL Butter

1 cm frische Ingwerwurzel

½ TL Zimt

½ TL Speisestärke

Zubereitung:

Äpfel schälen, vierteln, entkernen und würfelig schneiden. Ingwer sehr fein hacken. Butter in einer beschichteten Pfanne schmelzen, den Zucker darin kurz anbraten, die Apfelwürfel hineingeben und unter Rühren sanft anbraten. Mit Zimt abschmecken. Orangensaft mit Speisestärke glatt rühren, Zitronensaft, Zitronenschale und gehackten Ingwer dazugeben und gut verrühren. Diese Mischung unter die Äpfel geben und kurz weiterdünsten, bis die Äpfel gar sind.

Mit dem Handrührgerät Milch, Mehl, Eier und 1 Prise Salz zu einem glatten Teig verarbeiten. Eine beschichtete Pfanne dünn mit Öl ausstreichen. Teig mit einem kleinen Schöpfer in die Pfanne gießen und gleichmäßig darin verteilen. Palatschinken auf beiden Seiten goldgelb backen. Warme Palatschinken mit Äpfeln füllen und eventuell mit Zucker bestreut servieren.

Energie
580 kcal
Eiweiß
17 g
Fett
18 g
KH
86 g

TIPP: Dazu passt gut Vanillesauce oder Vanilleeis. Statt Äpfeln können Sie auch reife Pfirsiche verwenden.

ZUCCHINI-PUFFER

Zutaten für 1 Portion:

60 g Zucchini

70 g Mehl (griffig)

100 ml Milch (1,5 %)

1 kleines Ei

1 EL Rapsöl

100 g Joghurt (1 %)

1 EL Sauerrahm

1 TL gehackte Kräuter (frisch oder tiefgekühlt)

Salz

Zubereitung:

Ei mit etwas Milch verrühren, dann mit Salz, Mehl und restlicher Milch zu einem glatten, dickflüssigen Teig vermischen. Den Teig ca. 15 Min. quellen lassen. Zucchini waschen, grob reiben und unter den Teig ziehen. Öl in einer beschichteten Pfanne erhitzen und aus dem Teig kleine Puffer backen. In der Zwischenzeit Joghurt mit Sauerrahm verrühren, mit Kräutern und Salz abschmecken. Zucchinipuffer mit Joghurtsauce servieren.

Energie
559 kcal
Eiweiß
22 g
Fett
25 g
KH
61 g

BEILAGEN

ROSMARINKARTOFFELN

Zutaten für 1 Portion:

250 g Kartoffeln

1 EL Olivenöl

½ Zweig Rosmarin

Salz

Zubereitung:

Kartoffeln waschen, schälen und 15 Min. in Salzwasser kochen. Aus dem Wasser nehmen, abtropfen lassen und halbieren. Rosmarin abspülen, trockenschütteln, die Nadeln von den Zweigen zupfen. Ein Backblech mit Öl ausstreichen, die Kartoffeln darauf verteilen und zum Schluss mit Salz und Rosmarin bestreuen. Die Kartoffeln ca. 30 Min. bei 180° C goldgelb backen.

Energie	233 kcal
Eiweiß	4 g
Fett	10 g
KH	30 g

SELLERIEPÜREE

Zutaten für 1 Portion:

200 g Knollensellerie

150 g mehlige Kartoffeln

1 EL Butter

Zitronensaft

etwas Petersilie (gehackt)

Salz

Zubereitung:

Sellerie und Kartoffeln schälen, würfelig schneiden und in Salzwasser weich kochen. Gemüse abseihen, Butter unterheben und mit einem Kartoffelstampfer gut zerdrücken oder kurz pürieren. Mit fein gehackter Petersilie und Zitronensaft abschmecken.

Energie	262 kcal
Eiweiß	5 g
Fett	17 g
KH	21 g

KARTOFFELPÜREE Ⓐ Ⓑ Ⓓ Ⓜ Ⓞ Ⓤ

Zutaten für 1 Portion:

200 g Kartoffeln

125 ml Milch (1,5 %)

1 TL Butter nach Belieben

Salz, Muskatnuss

Zubereitung:

Kartoffeln waschen, in der Schale kochen, heiß schälen und sofort durch die Kartoffelpresse drücken. Heiße Milch untermengen und mit einem Schneebesen glatt rühren. Mit Muskat und Salz würzen. Nach Bedarf kann man etwas Butter unterheben.

Energie	248 kcal
Eiweiß	8 g
Fett	10 g
KH	30 g

TIPP: Bei Blähungen oder Durchfall verwenden Sie laktosefreie Milch.

FENCHELGEMÜSE Ⓐ Ⓑ Ⓔ Ⓜ Ⓞ Ⓤ Ⓥ

Zutaten für 2 Portionen:

300 g Fenchelknollen

50 ml Milch (3,5 %)

1 TL Butter

1 TL Mehl

125 ml Gemüsebrühe

1 TL Petersilie

Salz, Muskatnuss

Zubereitung:

Fenchel putzen, halbieren, feinblättrig schneiden und in heißer Butter kurz andünsten. Mit Mehl bestäuben, kurz umrühren und mit Gemüsebrühe aufgießen. Milch zugeben und Fenchel weich kochen. Mit Salz und Muskat abschmecken und vor dem Servieren mit der gehackten Petersilie bestreuen.

Energie	109 kcal
Eiweiß	5 g
Fett	7 g
KH	7 g

GEKOCHTER KAROTTENSALAT Ⓐ Ⓑ Ⓓ Ⓔ Ⓜ Ⓤ

Zutaten für 2 Portionen:

300 g Karotten

1 TL Butter

1 TL Mehl (glatt)

Salz

1 Prise Zucker

1 TL Petersilie (gehackt)

Zubereitung:

Die Karotten waschen, schälen, in Scheiben schneiden und in wenig Salzwasser weich dünsten. Butter hineingeben und mit Mehl bestäuben. Gut umrühren, nochmals kurz köcheln lassen, eventuell mit Zucker abschmecken und gehackte Petersilie einrühren.

TIPP: Bei starkem Durchfall kochen Sie die Karotten sehr weich oder pürieren Sie sie nach dem Kochen.

Energie	78 kcal
Eiweiß	2 g
Fett	4 g
KH	8 g

ROTE-RÜBEN-APFEL-ROHKOST Ⓐ Ⓓ Ⓜ ☺ Ⓥ

Zutaten für 1 Portion:

200 g Rote Rüben (gekocht)

1 kleiner Apfel

2 EL Joghurt (3,5 %)

1 TL Mayonnaise

Salz, Kümmel (gemahlen)

Zubereitung:

Rote Rüben grob raspeln. Apfel schälen und ebenfalls grob raspeln, mit etwas Zitronensaft beträufeln. Joghurt mit Mayonnaise glatt rühren, Rote Rüben und Apfel untermengen, gut vermischen und mit Salz und Kümmel abschmecken.

Energie	189 kcal
Eiweiß	4 g
Fett	7 g
KH	27 g

ROTE-RÜBEN-SALAT

Zutaten für 2 Portionen:

300 g Rote Rüben

etwas Essig

Salz, Kümmel (gemahlen)

½ TL Kristallzucker

1 TL Maiskeimöl

Zubereitung:

Rote Rüben waschen und in leicht gesalzenem Wasser weich kochen. Abseihen, kurz abkühlen lassen, schälen und feinblättrig schneiden. Eine Marinade aus Salz, Zucker, Essig, Kümmel und Wasser zubereiten, kurz aufkochen und die heiße Marinade zu den Roten Rüben geben. Zugedeckt ziehen lassen.

Energie
76 kcal
Eiweiß
2 g
Fett
3 g
KH
11 g

TIPP: Man kann auch schon fertig gekochte Rote Rüben kaufen.

ENDIVIENSALAT MIT JOGHURTDRESSING

Zutaten für 1 Portion:

200 g Endiviensalat

1 EL Maiskeimöl

150 g Joghurt (3,5 %)

1 Prise Kristallzucker

Balsamicoessig

Salz

Zubereitung:

Endiviensalat etwas wässern, dann nudelig schneiden. Aus Joghurt, Öl, Zucker, Essig und Salz eine Marinade herstellen und über den Salat geben.

Energie
55 kcal
Eiweiß
2 g
Fett
4 g
KH
2 g

DILL-BUTTERBOHNEN

Zutaten für 2 Portionen:

300 g gelbe Butterbohnen (auch tiefgekühlt)

1 EL Butter

1 EL Mehl (glatt)

50 ml klare Suppe

100 ml Milch (1,5 %)

½ Bund Dill

Salz

Zitronensaft

Zubereitung:

Butterbohnen putzen, in etwa 2 cm lange Stücke schneiden, dann in kochendem Salzwasser bissfest garen, abseihen und gut abtropfen lassen. Dillspitzen fein hacken. In einem Topf Butter erhitzen, mit Mehl bestäuben, kurz anschwitzen und mit Suppe aufgießen. Glatt verrühren, damit keine Klümpchen entstehen, dann Milch dazugeben. Mit dem Schneebesen gut durchrühren und aufkochen lassen. Mit Salz und Zitronensaft abschmecken. Dill unterrühren und zum Schluss die Bohnen unterheben.

Energie
163 kcal
Eiweiß
7 g
Fett
10 g
KH
11 g

DESSERTS

TOPFENPUDDING

Zutaten für 4 Portionen:

500 ml Milch (1,5 %)

250 g Topfen (10 % F. i. T.)

40 g Zucker

1 Pkg. Puddingpulver

1 Pkg. Vanillezucker

Zubereitung:

4 EL kalter Milch mit Puddingpulver und Zucker glatt rühren. Restliche Milch aufkochen und Puddingpulver rasch einrühren. Unter ständigem Rühren aufkochen, vom Herd nehmen und abkühlen lassen. In den noch nicht festen Pudding den Topfen einrühren.

TIPP: Sehr gut schmeckt der Topfenpudding mit Fruchtpüree (z. B. Erdbeer- oder Pfirsichpüree). Diese Kombination jedoch bitte nicht bei Entzündungen im Mundbereich verzehren.

TIPP: Verwenden Sie bei Blähungen laktosefreie Milch.

Energie	196 kcal
Eiweiß	12 g
Fett	3 g
KH	29 g

TOPFEN-PFIRSICH-CREME

Zutaten für 1 Portion:

50 g Pfirsich (aus der Dose)

100 g Topfen (20 % F. i. T.)

50 g Buttermilch

1 TL flüssiger Honig

Zitronensaft

Zubereitung:

Topfen mit Buttermilch und Honig glatt rühren. Pfirsich kleinwürfelig schneiden und unter die Topfenmasse rühren. Die Creme mit etwas Zitronensaft abschmecken.

Energie	185 kcal
Eiweiß	13 g
Fett	5 g
KH	22 g

HIMBEERREIS

Zutaten für 2 Portionen:

150 ml Milch (1,5 %)

30 g Rundkornreis

1 Blatt Gelatine

150 g Joghurt (1 %)

50 g Himbeeren
(frisch oder tiefgekühlt)

2 TL Zucker

Zubereitung:

Milch mit Zucker in einem Topf aufkochen, den Reis dazugeben und unter häufigem Umrühren weich dünsten. Gelatine in kaltem Wasser einweichen, ausdrücken, in den heißen Milchreis geben und unterrühren. Abkühlen lassen und das Joghurt einrühren. Anschließend vorsichtig die Himbeeren unterheben. Auf 2 Schüsseln aufteilen und kalt stellen.

TIPP: Verwenden Sie bei Blähungen laktosefreie Milch.

Energie
184 kcal
Eiweiß
7 g
Fett
3 g
KH
32 g

BUTTERMILCHTERRINE

Zutaten für 10 Stück:

500 ml Buttermilch

250 g Topfen (10 % F. i. T.)

250 ml Schlagsahne

ausgepresster Saft von
1–2 Bio-Zitronen

abgeriebene Schale von
1 Bio-Zitrone

120 g Staubzucker

1 Pkg. Vanillezucker

14 Blätter Gelatine

Fruchtcocktail
aus der Dose

Zubereitung:

Gelatine in kaltem Wasser ca. 5 Min. einweichen. Topfen mit Staubzucker und Vanillezucker cremig rühren. Buttermilch und Zitronenschale dazugeben. Die gequollene Gelatine im erwärmten Zitronensaft auflösen und unter die Masse rühren. Sahne schlagen, vorsichtig unter die Masse heben. Zum Schluss Fruchtcocktail unterheben. Eine Kastenform so mit Frischhaltefolie auslegen, dass alle Wände bedeckt sind. Die Masse einfüllen und im Kühlschrank fest werden lassen (mind. 2 Std.). Fertige Buttermilchterrine aus der Form stürzen.

TIPP: Bei Entzündungen im Mundbereich verzichten Sie bitte auf den Zitronensaft.

Energie
218 kcal
Eiweiß
8 g
Fett
8 g
KH
28 g

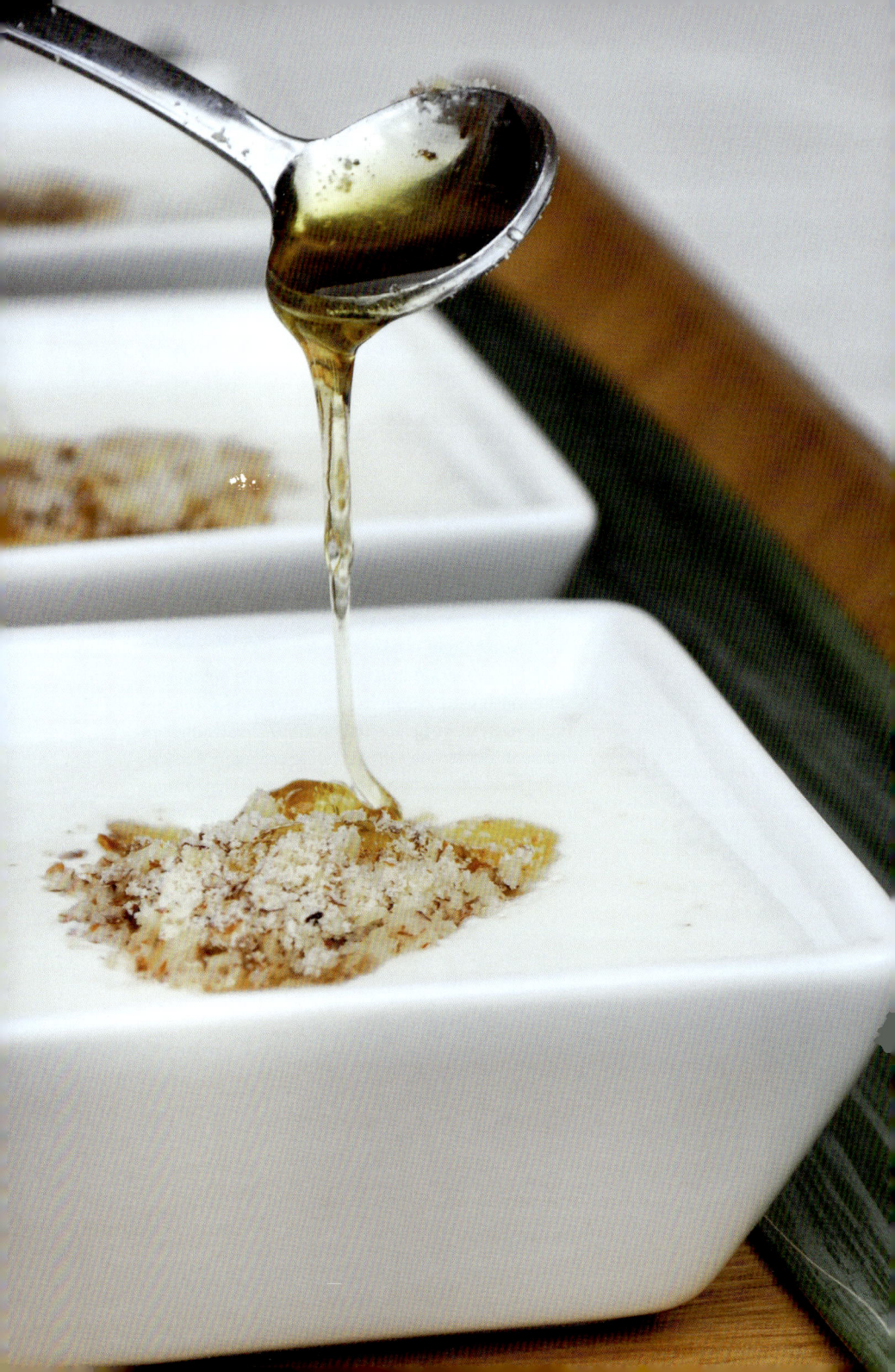

HONIG-MANDEL-CREME

Zutaten für 1 Portion:

150 g Topfen (10 % F. i. T.)

100 ml Milch (1,5 %)

1 TL flüssiger Honig

1 TL Mandeln (gerieben)

etwas Schale von
1 Bio-Zitrone

1 Messerspitze
Vanillemark

Zubereitung:

Topfen gut mit Milch verrühren; mit Honig, Mandeln, Zitronenschale und Vanille vermischen.

Energie	215 kcal
Eiweiß	22 g
Fett	7 g
KH	15 g

ORANGENCREME

Zutaten für 2 Portionen:

150 g Sojajoghurt (natur)

250 ml Orangensaft

1 EL Speisestärke

1 Pkg. Vanillezucker

2 EL Zucker

100 g Himbeeren

Zubereitung:

Orangensaft mit Zucker und Speisestärke glatt rühren. In einem Topf unter ständigem Rühren aufkochen und so lange köcheln lassen, bis die Masse leicht eingedickt ist. Auskühlen lassen, dabei ab und zu umrühren. Joghurt mit Vanillezucker cremig aufschlagen und unter die ausgekühlte Orangencreme ziehen. Mit Himbeeren garnieren.

Energie	208 kcal
Eiweiß	5 g
Fett	3 g
KH	39 g

APFELBISKUIT

Zutaten für 8 Portionen:

3 Eier

100 g Zucker

100 g Mehl

abgeriebene Schale von
½ Bio-Zitrone

Zimt

1 TL Butter

1 TL Zitronensaft

500 g Äpfel

Zubereitung:

Backofen auf 150° C (Umluft 135° C) vorheizen. Die ganzen Eier zusammen mit dem Zucker schaumig rühren. Nach und nach Mehl, Zitronenschale und Zimt untermengen. Äpfel waschen, Kerngehäuse entfernen und Äpfel in Würfel schneiden. Diese in eine mit Butter ausgefettete Kasserolle geben, mit Zitronensaft beträufeln und mit etwas Zimt und Zucker bestreuen. Die Biskuitmasse darübergießen und im Backofen etwa 60 Min. langsam backen.

Energie	163 kcal
Eiweiß	4 g
Fett	3 g
KH	28 g

JOGHURTSCHNITTEN

Zutaten für 12 Stück:

4 Eigelb
4 Eiweiß
120 g Zucker
120 g Mehl
4 EL heißes Wasser

Füllung:

600 g Joghurt
100 g Staubzucker
¹⁄₁₆ l Zitronen-/ Orangensaft
6 Blatt Gelatine
20 g Marillenmarmelade

Zubereitung:

Eigelb, Zucker und Wasser aufschlagen. Mehl und steif geschlagenen Eischnee unterheben, in eine höhere Tortenform füllen. Biskuit bei 200° C ca. 10 Min. backen und auskühlen lassen. Gelatine im kalten Wasser einweichen, danach gut ausdrücken und im Zitronen- bzw. Orangensaft auflösen. Für die Füllung Joghurt, Staubzucker und aufgelöste Gelatine vermengen. Biskuit mit etwas Marmelade bestreichen. Füllung daraufstreichen und einige Stunden kühlen.

> **TIPP:** Bei Entzündungen im Mundbereich verzichten Sie bitte auf den Zitronen- bzw. Orangensaft.

Energie	
142 kcal	
Eiweiß	
6 g	
Fett	
3 g	
KH	
21 g	

VANILLEÄPFEL

Zutaten für 2 Portionen:

2 Äpfel
1 EL Zucker
Gewürznelken, Zimtrinde
1 TL Zitronensaft
300 ml Milch (1,5 %)
2 EL Vanillepuddingpulver
1 EL Zucker
evtl. Preiselbeerkompott zum Garnieren

Zubereitung:

300 ml Wasser mit 1 EL Zucker, Gewürznelken und 1 Stück Zimtrinde aufkochen. Zitronensaft dazugeben und 10 Min. ziehen lassen. Äpfel schälen, vierteln und das Kerngehäuse entfernen. Im vorbereiteten Sud kernig weich dünsten. Puddingpulver mit Zucker vermischen und mit 4 EL kalter Milch glatt rühren. Die restliche Milch aufkochen, das Puddingpulver unter ständigem Rühren untermengen. So lange rühren, bis die Stärke gut verkocht ist. Die Äpfel auf die Schüsseln verteilen, die abgekühlte Vanillesauce darübergießen und eventuell mit Preiselbeerkompott garnieren.

Energie	
243 kcal	
Eiweiß	
6 g	
Fett	
4 g	
KH	
47 g	

ELEKTROLYTGETRÄNKE

ISOTONISCHES TEEGETRÄNK D E M Ü

Zutaten:

2 Beutel Tee (schwarzer Tee, Kräutertee)

1 l kochendes Wasser

40 g Glukose (Traubenzucker, „Dextropur")

1 Messerspitze (1 g) Salz

Zubereitung:
Den Tee zur Entfaltung der stopfenden Wirkung ca. 15 Min. ziehen lassen. Mit Glukose und Salz verrühren. Es ist wichtig, die angegebenen Mengen einzuhalten, damit das Getränk vom Körper gut aufgenommen wird.

ISOTONISCHES FRUCHTSIRUPGETRÄNK D E M Ü

Zutaten:

60 ml Fruchtsirup (z. B. Holunderblütensirup, nicht zuckerreduziert)

940 ml Trinkwasser

1 Messerspitze (1 g) Salz

Zubereitung:
Sirup mit abgekochtem Wasser oder Tafelwasser aufgießen und Salz darin auflösen.

ISOTONISCHES KAROTTENGETRÄNK D E M Ü

Zutaten:

500 ml Bio-Karottensaft

500 ml Wasser

1 Messerspitze (1 g) Salz

Zubereitung:
Alle Zutaten miteinander vermischen.

> **TIPP:** In der Gastronomie erhältliche Salzpäckchen enthalten genau 1 g Salz.

ISOTONISCHES COLAGETRÄNK D E M Ü

Zutaten:

500 ml Coca Cola

500 ml Coca Cola light (bzw. Coca Cola Zero)

1 Messerspitze (1 g) Salz

Zubereitung:
Alle Zutaten miteinander vermischen. Ein großes Gefäß verwenden, da das Getränk nach Salzzugabe sehr stark schäumt.

ENERGIEREICHE ERNÄHRUNG

Zur energie- und eiweißreichen Ernährung finden Sie hier einige Tipps:

Tipps für energie- und eiweißreiche Ernährung:

- Sie können mehrere kleine Mahlzeiten (6–8) über den Tag verteilt essen.
- Frühstücken Sie ausgiebig – erfahrungsgemäß toleriert der Körper am Morgen die größte Nahrungsmenge.
- Planen Sie häufig Zwischenmahlzeiten ein, z. B. Dessertjoghurt, Sauermilchgetränke, kleine Mehlspeisen, Müsli, Schokoriegel und Fruchtmüsliriegel mit Oblaten, Obst, frisches Kompott oder kleine belegte Brötchen, Trinknahrungen …
- Halten Sie an einem Ort, an dem Sie öfter vorbeigehen, eine kleine Schale mit Nüssen, Trockenobst oder Knabbereien bereit. Das regt zum Hingreifen an.
- Sie sollten mindestens 2–3 EL Öl pro Tag verwenden. Vor allem pflanzliche Öle wie Raps-, Walnuss-, Soja- und Leinsamenöl sind zu bevorzugen. Verfeinern Sie Gerichte mit Butter oder Margarine, z. B. Reis, Nudeln, Gemüsebeilagen, Aufstriche, … Cremesuppen, Saucen oder auch Desserts können mit Sahne, Rahm oder Crème fraîche abgeschmeckt werden.
- Gemüse- und Obstsäfte bringen zusätzliche Kalorien. Tipp: Auch fruchtige Trinknahrungen können mit Wasser aufgespritzt werden und schmecken gekühlt besonders frisch.
- Maltodextrin 6® ist ein nicht süß schmeckendes Kohlenhydratpulver aus der Apotheke und kann in alle Getränke (auch klare) und Speisen eingerührt werden (nicht für Diabetikerinnen geeignet). Zur Eiweißanreicherung ist z. B. Protifar® oder Resource instant protein® und zur Energieanreicherung Fortimel Pulver® in der Apotheke erhältlich. Diese Module können zum Anreichern von Cremesuppen, Saucen, Desserts, Milchprodukten und -speisen verwendet werden.
- Zusätzlich helfen Trinknahrungen (Astronautenkost), den Ernährungszustand auf einfache Weise zu verbessern. Diese sind im Supermarkt im Reformregal (all in®), in der Apotheke (all in®, Ensure®, Fortimel®, Resource®) oder über die Firmen direkt (Abbot, all in, Fresenius, Nestlé, Nutricia) erhältlich. Genießen Sie die Zusatznahrung gekühlt und eventuell mit Wasser verdünnt. Produkte mit Kakao- oder Kaffeegeschmack kann man auch erwärmen und sozusagen als „Ersatz" für die richtigen Getränke verwenden. Die neutralen Geschmacksvarianten können zum Anreichern von Speisen verwendet werden und liefern Ihnen somit Kalorien, Eiweiß, Vitamine und Mineralstoffe.

Wichtig beim Erwärmen von Trink- und Zusatznahrungen:

- erst kurz vor dem Servieren zugeben oder nur mäßig erhitzen (ca. 60° C)
- ideal: Machen Sie einen Temperaturausgleich oder lassen Sie die Speise kurz auskühlen. (Temperaturausgleich: Gießen Sie in ein separates Gefäß ca. einen Schöpfer der Speise und rühren Sie die Trink- oder Zusatznahrung langsam unter. Anschließend fügen Sie das Gemisch wieder der Speise zu.)

Bei sämtlichen Rezepten aus dem Teil „Gesunde Ernährung" und „Leicht bekömmliche Ernährung" kann der Fettgehalt erhöht werden (durch Austausch von mageren gegen vollfette oder sahnige Milchprodukte, hochwertige Öle und Butter). Die Rezepte können auch zusätzlich mit Modulen, Trink- und Zusatznahrungen angereichert werden und sind somit bei Mangelernährung geeignet.

Anhand der folgenden Symbole bzw. Abkürzungen sehen Sie auf einen Blick, welche Rezepte besonders für Sie geeignet sind (siehe dazu auch die Übersichtstabelle ab S. 129):

A Appetitlosigkeit

B Blähungen

D Durchfall

E Entzündungen im Mundbereich

M Mundtrockenheit

O Osteoporose

☺ stimmungsaufhellend

Ü Übelkeit

V Verstopfung

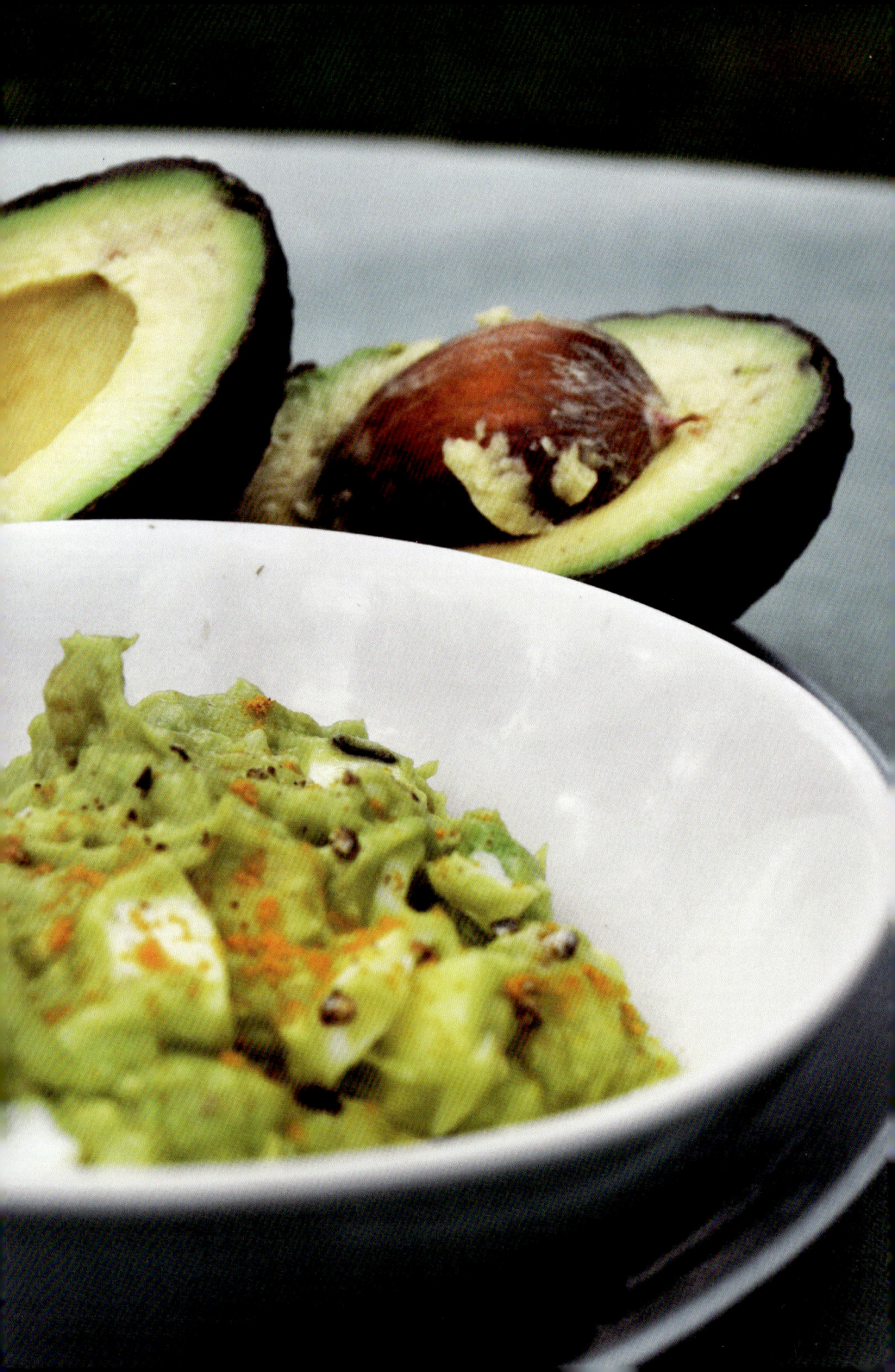

AUFSTRICHE

AVOCADOAUFSTRICH

Zutaten für 2 Portionen:

1 Avocado

2 kleine Eier

1 TL Zitronensaft

Currypulver

Salz, Pfeffer

Zubereitung:

Eier hart kochen, schälen und fein hacken. Avocado halbieren, Avocadofleisch mit einem Löffel aus der Schale heben und zusammen mit Zitronensaft mit einem Mixstab fein pürieren. Ausgekühlte Eier untermengen; mit Salz, Currypulver und Pfeffer abschmecken.

Energie	242 kcal
Eiweiß	8 g
Fett	23 g
KH	1 g

EI-KRÄUTER-AUFSTRICH

Zutaten für 4 Portionen:

150 g Topfen (10 % F. i. T.)

60 g Butter

6 Eier

2 EL Sauerrahm

1 TL Senf

Salz

frische Kräuter nach Belieben (z. B. Petersilie, Dill, Basilikum, Schnittlauch)

Zubereitung:

Eier hart kochen, schälen und fein hacken. Butter schaumig rühren, mit Topfen und Sauerrahm glatt verrühren. Ausgekühlte Eier untermengen. Kräuter fein hacken, unter die Topfenmasse geben, mit Senf und Salz abschmecken.

Energie	293 kcal
Eiweiß	17 g
Fett	24 g
KH	3 g

SCHINKENAUFSTRICH

Zutaten für 2–3 Portionen:

1 Pkg. (175 g) Frischkäse

2 Eier

100 g Schinken

1 TL Senf

ev. Kümmel (gemahlen)

ev. Salz

Zubereitung:
Eier hart kochen, schälen und mit einer Gabel zerdrücken. Mit Frischkäse und Senf glatt rühren. Schinken faschieren oder fein schneiden und unter die Frischkäsemasse geben. Eventuell mit Kümmel und Salz abschmecken.

Energie	326 kcal
Eiweiß	18 g
Fett	28 g
KH	2 g

MAKRELENAUFSTRICH

Zutaten für 4 Portionen:

200 g Topfen (20 % F. i. T.)

1 geräucherte Makrele (ca. 150 g)

2 Eier

100 g Sauerrahm

Salz

Zubereitung:
Eier hart kochen, schälen und auskühlen lassen. Von der Makrele Kopf und Schwanz entfernen, den Fisch häuten und von den Gräten befreien. Makrele, Eier, Sauerrahm und Topfen mit einem Mixstab pürieren und mit Salz abschmecken.

Energie	232 kcal
Eiweiß	19 g
Fett	15 g
KH	3 g

KLEINE SPEISEN

AVOCADO-PAPAYA-SALAT MIT MOZZARELLA

Zutaten für 4 Portionen:

1 Papaya

1 reife Avocado

1 Salatgurke

250 g Cocktailtomaten

125 g Kopfsalat

1 Bio-Limette

2 Schalotten

300 g Mozzarella

2 EL Dijonsenf

1 EL Honig

3 EL Olivenöl

2 cm frischer Ingwer

Salz, Chilipulver

40 g Walnüsse (gehackt)

Zubereitung:

Ingwer und Schalotten schälen und sehr fein würfeln. Limette gut waschen, Schale abreiben und Saft auspressen. Limettensaft mit Honig, Senf, Salz, Chili und Olivenöl verrühren. Mozzarella abtropfen lassen und würfeln. Walnüsse fein hacken. Tomaten und Gurke in Würfel, Salat in Streifen schneiden. Papaya schälen, längs halbieren, Kerne entfernen und das Fruchtfleisch würfelig schneiden. Avocado längs halbieren, entkernen, das Fruchtfleisch aus der Schale lösen und ebenfalls würfeln. Alle Zutaten miteinander vermischen und anrichten.

Energie	465 kcal
Eiweiß	18 g
Fett	39 g
KH	11 g

ROTER HERINGSSALAT Ⓜ Ⓞ ☺ Ⓥ

Zutaten für 2 Portionen:

2 Heringsfilets aus dem Glas (ca. 200 g)

1 Apfel

2 Eier

½ Sellerieknolle

4 Gewürzgurken

200 g Rote Rüben (gekocht)

1 Schalotte

150 g Joghurt (3,5 %)

125 g Sauerrahm

Salz, Pfeffer aus der Mühle

Saft von ½ Zitrone

Zubereitung:

Eier hart kochen. Abkühlen lassen, schälen und würfeln. Apfel schälen, vom Kerngehäuse befreien und anschließend würfeln. Sellerie schälen, weich kochen und in Würfel schneiden. Rote Rüben und Gewürzgurken ebenfalls würfeln. Schalotte schälen und fein würfeln. Das anhaftende Öl von den Heringsfilets abtupfen und Fisch in kleine Stücke schneiden. Alle Zutaten in eine Schüssel geben und vermischen. Sauerrahm und Joghurt mit Salz und Pfeffer abschmecken und unterrühren. Bei Bedarf mit Zitronensaft und Zucker abschmecken.

Energie	523 kcal
Eiweiß	32 g
Fett	32 g
KH	25 g

THUNFISCH-VOLLKORNREIS-SALAT 😊 Ⓥ

Zutaten für 2 Portionen:

100 g Vollkornreis

½ Salatgurke

1 Fleischtomate

½ Bund Frühlings-
zwiebeln

½ Bund Petersilie

1 Dose Thunfisch (natur)

2 EL Balsamicoessig

2 EL Olivenöl

50 g schwarze Oliven

Salz, Pfeffer

Zubereitung:

Reis in Salzwasser kochen. Gurke schälen und kleinwürfelig schneiden. Tomate kurz mit heißem Wasser
überbrühen, dann schälen. Tomate in Hälften schneiden, entkernen und das Fruchtfleisch klein würfeln.
Frühlingszwiebeln putzen und in feine Ringe schneiden. Petersilie fein hacken. Thunfisch abgießen und
mit einer Gabel zerkleinern, zusammen mit dem Gemüse unter den Reis heben. Aus Essig, Öl, Salz und
Gewürzen eine Marinade herstellen. Mit den Oliven
unter den Salat geben und ca. 1 Std. ziehen lassen.

Energie
506 kcal
Eiweiß
18 g
Fett
28 g
KH
43 g

PFIRSICH-MANDEL-SHAKE

Zutaten für 1 Portion:

150 ml Joghurt (3,5 %)

2 EL Mandeln (gerieben)

1 Pfirsich

1 TL Leinöl

1 TL Zucker

Zubereitung:

Pfirsich halbieren, entkernen, bei Bedarf schälen und
in grobe Würfel schneiden. Pfirsichwürfel mit allen
anderen Zutaten mit dem Mixstab zu einem cremigen
Shake pürieren.

Energie
296 kcal
Eiweiß
9 g
Fett
19 g
KH
22 g

ÜBERBACKENER AVOCADO-TOAST

Zutaten für 2 Portionen:

2 Scheiben Toastbrot

1 TL Butter

1 Tomate

½ Avocado

1 EL Sauerrahm

1 EL Zitronensaft

1 EL Walnüsse (gehackt)

50 g Edamer Käse
(gerieben)

Salz, Pfeffer
(frisch gemahlen)

Zubereitung:

Backofen auf 200° C vorheizen. Tomate in Scheiben
schneiden. Toastscheiben kurz rösten, dann mit Butter bestreichen und mit Tomatenscheiben belegen.
Avocado halbieren, Steine und Schale entfernen und
Fruchtfleisch mit Zitronensaft und Sauerrahm pürieren. Mit Salz und Pfeffer würzen und gehackte Walnüsse unterheben. Avocadomasse auf Toastscheiben
verteilen, mit geriebenem Edamer bestreuen und im
Backofen überbacken, bis der Käse goldbraun ist. Sofort servieren.

Energie
366 kcal
Eiweiß
11 g
Fett
29 g
KH
15 g

SUPPEN

FENCHELCREMESUPPE Ⓐ Ⓑ Ⓓ Ⓜ Ⓞ Ⓤ Ⓥ

Zutaten für 2 Portionen:

1 Fenchelknolle (ca. 300 g)

1 Frühlingszwiebel

1 EL Butter

1 TL Mehl (glatt)

250 ml Rindsuppe

125 ml Schlagsahne bzw. Crème fraîche

25 ml Weißwein

2 Eier (hart gekocht)

Salz

Zubereitung:

Eier schälen und vierteln. Strunk von der Fenchelknolle entfernen und sie dann in dünne Scheiben schneiden. Frühlingszwiebel putzen, fein hacken, in heißer Butter kurz andünsten, die Fenchelscheiben dazugeben und alles gut anrösten. Mit Mehl bestäuben, mit Wein ablöschen und dann mit Rindsuppe aufgießen. Suppe köcheln lassen, bis der Fenchel weich ist, danach pürieren. Sahne bzw. Sauerrahm einrühren, die Suppe nochmals erhitzen, aufschlagen und mit den hart gekochten Eiern als Einlage servieren.

TIPP: Bei Blähungen und Durchfall verzichten Sie auf hart gekochte Eier und Frühlingszwiebeln in der Suppe.

Energie	
512 kcal	
Eiweiß	
20 g	
Fett	
43 g	
KH	
11 g	

SCHNELLE PARMESANSUPPE Ⓐ Ⓜ Ⓞ

Zutaten für 2 Portionen:

2 dicke Scheiben altbackenes Weißbrot

1 EL Butter

500 ml Rinderbouillon

60 ml Schlagsahne

8 EL (40 g) Parmesan (gerieben)

Salz, weißer Pfeffer

1 Prise Kümmel (gemahlen)

Thymianblätter

Zubereitung:

Brot kleinwürfelig schneiden und in Butter anrösten, danach mit Rindsuppe aufgießen, mit Kümmel, Salz und wenig Pfeffer würzen und ca. 15 Min. weich kochen lassen. Dann Suppe mit einem Mixstab pürieren, mit Sahne aufgießen, kurz aufkochen lassen und vom Herd nehmen. Geriebenen Parmesan mit einem Schneebesen unterrühren und vor dem Servieren mit frischen Thymianblättern garnieren.

Energie	
498 kcal	
Eiweiß	
30 g	
Fett	
30 g	
KH	
28 g	

WÄRMENDE KÜRBISCREMESUPPE

Zutaten für 2 Portionen:

250 g Kürbis

100 g mehlige Kartoffeln

1 kleine Zwiebel

1 Knoblauchzehe

300 ml Rindsuppe

1 EL Rapsöl

1 TL Mehl (glatt)

1 Stück Ingwerwurzel (ca. 1 cm)

60 ml Schlagsahne

1 EL Kürbiskernöl

2 EL Crème fraîche

2 EL Kürbiskerne

Salz, Muskatnuss, weißer Pfeffer

Zubereitung:

Kürbis schälen und in Würfel schneiden. Kartoffeln schälen und feinblättrig schneiden. Zwiebel, Knoblauch und Ingwer schälen und fein hacken. Gehackte Zwiebeln in heißem Öl anschwitzen, Kartoffeln dazugeben und ebenfalls kurz anschwitzen, gehackten Ingwer und Knoblauch untermengen. Kürbiswürfel beigeben und kurz dämpfen. Mit Mehl bestäuben und durchrühren. Mit Suppe und Sahne auffüllen, Salz sowie Gewürze beigeben und köcheln lassen, bis der Kürbis weich ist. Kürbiskerne trocken anrösten. Suppe mit dem Mixstab fein mixen, Konsistenz eventuell mit Wasser regulieren. Crème fraîche unterrühren und die Suppe bei Bedarf nachwürzen. Je nach Geschmack etwas Kürbiskernöl auf die Oberfläche träufeln und mit Kürbiskernen bestreuen.

Energie	
430 kcal	
Eiweiß	
13 g	
Fett	
34 g	
KH	
17 g	

KALTE ROTE-RÜBEN-SUPPE

Zutaten für 2 Portionen:

2 Rote Rüben

2 Eier

½ Gurke

2 EL Dill (gehackt)

1 EL Schnittlauch (gehackt)

100 g Sauerrahm

300 g Sauermilch

1 EL Zitronensaft

Salz

Zubereitung:

Rote Rüben waschen und in leicht gesalzenem Wasser kochen. Abseihen, überkühlen lassen, dann schälen und in feine Streifen schneiden. (Es können auch schon fertig gekochte Rote Rüben gekauft werden.) Eier hart kochen, auskühlen lassen, schälen und vierteln. Gurke gut waschen und kleinwürfelig schneiden. Dill fein hacken, Schnittlauch in feine Röllchen schneiden. Sauerrahm mit Sauermilch verrühren, mit Zitronensaft und Salz abschmecken und anschließend Rote Rüben, Gurke, Dill und Schnittlauch untermengen. Kalt mit gekochten Eiern servieren.

Energie	
354 kcal	
Eiweiß	
16 g	
Fett	
22 g	
KH	
20 g	

AVOCADOCREMESUPPE

Zutaten für 2 Portionen:

1 reife Avocado

100 g Knollensellerie

1 EL Mehl (glatt)

1 EL Butter

500 ml Gemüsebrühe

1 EL Zitronensaft

2 EL Crème fraîche

Schale von ½ Bio-Zitrone

1 EL Petersilie (gehackt)

Salz, Pfeffer
(frisch gemahlen)

Zubereitung:

Sellerie schälen und in feine Streifen schneiden. Mehl in heißer Butter kurz anrösten, mit der Gemüsesuppe aufgießen und glatt rühren. Selleriestreifen untermengen und unter Rühren ca. 3 Min. köcheln lassen. Die Suppe auskühlen lassen. Avocados schälen, halbieren, Steine entfernen und das Fruchtfleisch mit Zitronensaft, Zitronenschale und Crème fraîche pürieren. Dann in die Suppe einrühren und die Suppe auf Esstemperatur erwärmen. Mit Salz und Pfeffer abschmecken. Vor dem Servieren mit gehackter Petersilie bestreuen.

Energie
468 kcal
Eiweiß
6 g
Fett
44 g
KH
13 g

HAUPTSPEISEN

GEBACKENES KALBSSCHNITZEL Ⓐ Ⓞ Ⓥ

Zutaten für 2 Portionen:

2 Kalbsschnitzel
(je ca. 120 g)

3 EL Haselnüsse
(fein gerieben)

1 EL Petersilie (gehackt)

2 EL Weizenmehl (glatt)

1 kleines Ei

3 EL Rapsöl

2 Kohlrabi

3 Karotten

2 EL Butter

1 TL Mehl (glatt)

50 ml Gemüsebrühe

50 ml Schlagsahne

Salz, Pfeffer

Zubereitung:

Kohlrabi und Karotten schälen und feinblättrig schneiden. In einem Topf in heißer Butter andünsten und mit Gemüsesuppe und Sahne aufgießen. Bei mittlerer Hitze ca. 7 Min. dünsten, dann mit Salz und Pfeffer würzen, mit 1 TL Mehl bestäuben und kurz köcheln lassen. Kalbsschnitzel waschen, trockentupfen und jeweils in 2 Stücke schneiden. Von beiden Seiten salzen und pfeffern. Geriebene Nüsse mit Petersilie vermischen. Ei in einem Teller verquirlen. Schnitzel zuerst im Mehl wenden, dann durch das Ei ziehen und anschließend mit der Nussmischung panieren. Im heißen Rapsöl bei mittlerer Hitze ca. 1 Min. von jeder Seite braten. Mit Gemüsebeilage und Reis oder Kartoffeln servieren.

Energie	
704 kcal	
Eiweiß	
36 g	
Fett	
54 g	
KH	
20 g	

SCHWEINEFILET MIT KÄSE ÜBERBACKEN Ⓑ Ⓞ

Zutaten für 4 Portionen:

8 Schweinefilets
(ca. 500 g)

8 Scheiben Butterkäse
(ca. 160 g)

8 Scheiben Schinken
(ca. 120 g)

3 EL Rapsöl

2 EL Butter

2 EL Mehl (glatt)

150 ml Wasser

Salz, Pfeffer, Kümmel

Zubereitung:

Fleisch kalt abspülen, trockentupfen und nicht zu dünn klopfen. Salzen und pfeffern, mit einer Seite in Mehl tauchen. Öl in der Pfanne erhitzen. Fleisch mit der bemehlten Seite braun anbraten, dann kurz wenden. Aus der Pfanne nehmen und auf ein gebuttertes Backblech legen. Jedes Filet mit Schinken und Butterkäse belegen, mit Kümmel bestreuen und bei extremer Oberhitze im Backofen überbacken. Bratensatz mit Mehl bestäuben, kurz rösten, mit Wasser aufgießen und durchgaren. Butter einrühren. Mit Filets servieren.

Energie	
446 kcal	
Eiweiß	
43 g	
Fett	
29 g	
KH	
4 g	

GEBRATENE NUDELN MIT PUTENBRUSTFILET UND GEMÜSE O ☺ Ü V

Zutaten für 2 Portionen:

200 g Putenbrust

1 Knoblauchzehe

1 cm frischer Ingwer

1 Chilischote

4 EL Sojasauce

1 TL Speisestärke

3 EL Rapsöl

2 Karotten

½ kleiner Kopf Chinakohl

½ Stange Lauch

200 g Eiernudeln

70 g Sojasprossen

60 ml Geflügelbrühe

Sojasauce zum Abschmecken

1 Ei

Zubereitung:

Putenbrust waschen, trockentupfen und würfelig schneiden. Knoblauchzehe und Ingwer schälen und fein hacken. Chilischote längs halbieren und entkernen. Sojasauce mit Speisestärke glatt rühren. Gehackten Knoblauch und Ingwer, Chilischoten und 1 EL Öl zugeben und das Fleisch darin mindestens 15 Min. marinieren. Karotten schälen und in feine Streifen schneiden. Chinakohl in grobe Streifen, Lauch in Ringe schneiden. Eiernudeln nach Packungsanweisung kochen und beiseitestellen. 2 EL Öl im Wok oder in einer großen Pfanne erhitzen, im Öl zuerst Fleischwürfel, dann Gemüse anbraten. Zum Schluss Nudeln und Sojasprossen unterheben und kurz mitbraten. Mit Geflügelbrühe aufgießen und mit Sojasauce abschmecken. Ei aufschlagen, verquirlen und unterrühren. Sofort servieren.

Energie	737 kcal
Eiweiß	48 g
Fett	26 g
KH	77 g

KÄSENOCKEN A E M O Ü

Zutaten für 2 Portionen:

150 g Topfen (20 % F. i. T.)

1 EL Butter

2 Eier

170 g Mehl

120 ml Milch (3,5 %)

80 g Edamer (gerieben)

1 EL Butter zum Schwenken

Salz, Muskat

Zubereitung:

Eier trennen. Butter schaumig rühren, dann Eigelb beifügen und weiterrühren. Topfen, Gewürze und Salz unterrühren. Eiweiß steif schlagen. Mehl, Milch und Eischnee abwechselnd zum Butterabtrieb geben. Nach und nach so viel Milch beifügen, dass ein mittelfester Teig entsteht. Mit einem Teelöffel Nocken ausstechen und im Salzwasser kochen. Abseihen. Anschließend in zerlassener Butter schwenken. Vor dem Servieren mit geriebenem Käse bestreuen.

Energie	768 kcal
Eiweiß	39 g
Fett	37 g
KH	68 g

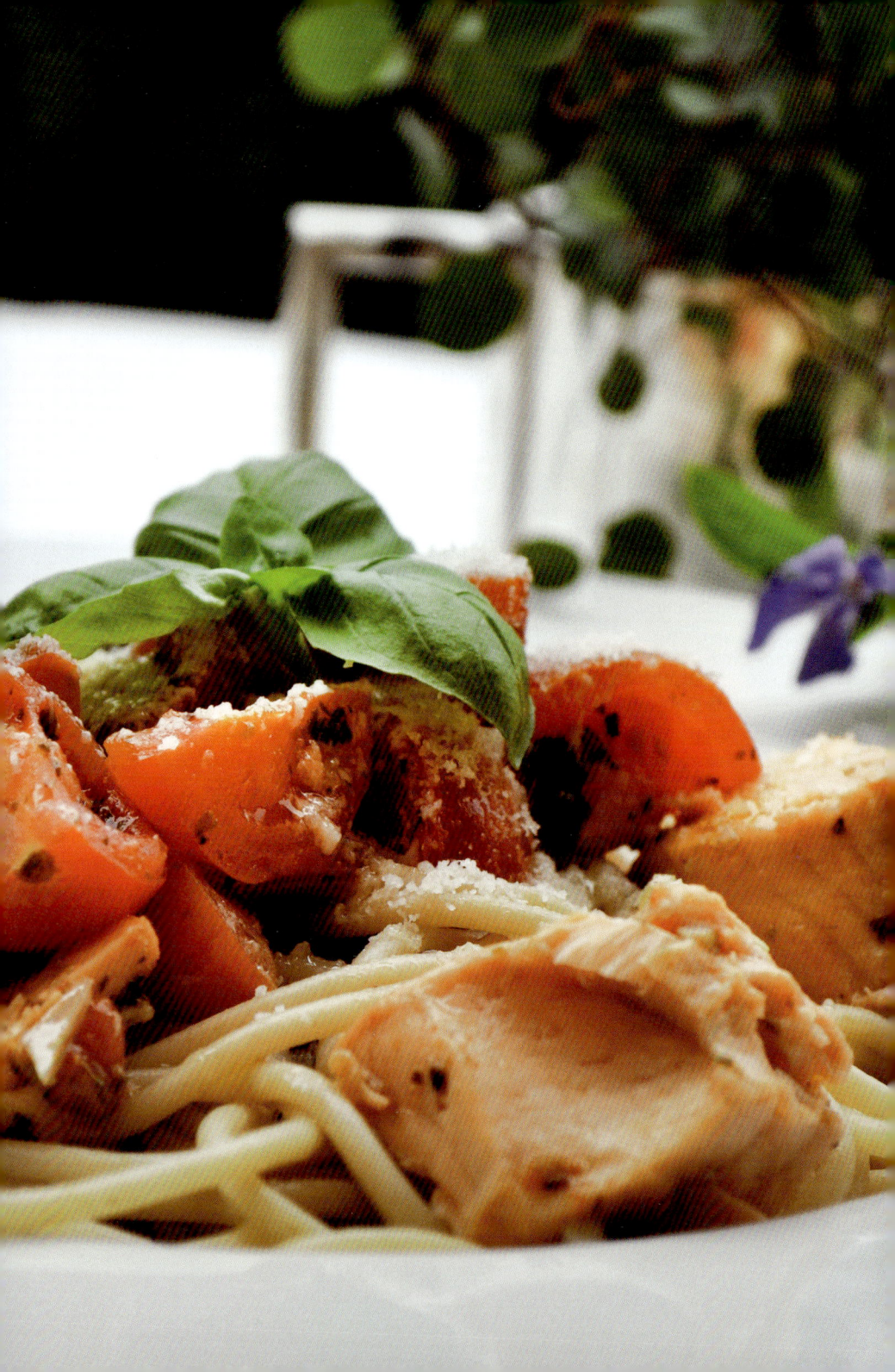

VOLLKORNSPAGHETTI MIT LACHS

Zutaten für 2 Portionen:

250 g Vollkornspaghetti

150 g Cocktailtomaten

150 g Wildlachsfilet

Saft von ½ Zitrone

2 EL Olivenöl

1 Knoblauchzehe

1 EL Balsamicoessig

½ Bund Basilikum

½ Bund Majoran

50 g Parmesan

Salz, Pfeffer (frisch gemahlen)

Zubereitung:

Nudeln nach Anleitung kochen. In der Zwischenzeit Lachsfilet würfeln und mit Zitronensaft und Salz würzen. Kräuter abzupfen und klein schneiden, Tomaten halbieren. Knoblauch schälen und fein hacken. Öl in einer Pfanne erhitzen, Lachswürfel darin anbraten, Tomaten und Knoblauch dazugeben und 1 Min. zugedeckt ziehen lassen. Kräuter und Essig untermengen und mit Salz und Pfeffer abschmecken. Nudeln abgießen und unter den Lachs geben. Mit geriebenem oder gehobeltem Parmesan sowie Salat servieren.

Energie
722 kcal
Eiweiß
40 g
Fett
27 g
KH
80 g

HÜHNERKEULEN MEDITERRAN MIT BASMATIREIS

Zutaten für 4 Portionen:

250 g Basmatireis

4 Hühnerkeulen

500 g Tomaten (gewürfelt, aus der Dose)

500 g Fenchel

4 EL Olivenöl

2 Knoblauchzehen

400 ml Gemüsebrühe

100 ml Schlagsahne

1 EL Paprikapulver (edelsüß)

1 EL Rosmarin (getrocknet)

1 TL Currypulver

1 Messerspitze Cayennepfeffer

Salz

Zubereitung:

Fenchel putzen und in Scheiben schneiden. Knoblauchzehen schälen und fein hacken. Hühnerkeulen abspülen, trockentupfen und mit Salz, Paprika und Rosmarin einreiben. In heißem Olivenöl anbraten, danach herausnehmen und beiseitelegen. Den Backofen auf 170° C (Umluft 150° C) vorheizen. Fenchel zusammen mit Knoblauch in derselben Pfanne anbraten und dann in eine feuerfeste Form geben. Tomatenwürfel hinzufügen und mit der Gemüsebrühe aufgießen. Hühnerkeulen darauflegen. Im vorgeheizten Backofen ca. 30 Min. braten. Die Sahne unter das Gemüse geben und mit Curry, Salz und Cayennepfeffer gut abschmecken. In der Zwischenzeit den Reis nach Packungsanweisung garen. Hühnerkeulen mediterran mit Basmatireis anrichten und genießen.

Energie
675 kcal
Eiweiß
31 g
Fett
36 g
KH
56 g

GEMÜSE-NUDEL-GRATIN

Zutaten für 2 Portionen:

200 g Spiralnudeln

300 g Auberginen

350 g Tomaten

1 Zwiebel

1 Knoblauchzehe

2 EL Olivenöl

2 EL Crème fraîche

60 ml Milch (3,5 %)

1 Ei

1 EL Butter

100 g mittelalter Gouda (gerieben)

1 Zweig Rosmarin

5 Salbeiblätter

Salz, Pfeffer, Cayennepfeffer

Muskatnuss (gerieben)

Zubereitung:

Auberginen putzen und längs in ca. ½ cm dicke Scheiben schneiden. Jede Scheibe im heißen Öl bei geringer Hitze von beiden Seiten hellbraun anbraten. Nudeln im Salzwasser bissfest kochen und gut abtropfen lassen. Tomaten mit heißem Wasser überbrühen, schälen und würfeln. Zwiebel und Knoblauch schälen und fein hacken. Rosmarin und Salbeiblätter ebenfalls fein hacken. ⅔ vom geriebenen Gouda mit gehackten Zwiebeln, Knoblauch und Kräutern vermischen. Auberginenwürfel, Nudeln und Tomaten schichtweise in eine große Gratinform geben. Jede einzelne Schicht mit Käsemischung, Salz und Pfeffer bestreuen. Ei versprudeln, mit Milch, Crème fraîche, Cayennepfeffer und Muskatnuss verrühren und über das Gemüse gießen. Restlichen Käse und Butterflocken darüber verteilen. Gratin in den kalten Backofen geben und auf mittlerer Schiene bei 200° C ca. 40 Min. backen.

Energie	892 kcal
Eiweiß	34 g
Fett	48 g
KH	79 g

KÄSE-KARTOFFEL-OMELETT

Zutaten für 1 Portion:

2 große Eier

2 mittelgroße Kartoffeln

1 Schalotte

3 Scheiben Emmentaler (70 g)

1 Knoblauchzehe

1–2 EL Butter

1 EL Petersilie (gehackt)

Salz, Pfeffer

Zubereitung:

Kartoffeln in Schale kochen, nach Abkühlen schälen und kleinwürfelig schneiden. Knoblauch und Schalotte schälen und fein hacken. Emmentaler in kleine Würfel schneiden. Backofen auf 220° C vorheizen. Schalotte und Kartoffelwürfel in einer Pfanne in der heißen Butter anbraten, Knoblauch beifügen, kurz mitrösten und dann mit Salz und Pfeffer würzen. Eier versprudeln, salzen, Emmentaler-Würfel untermengen und die Masse über die Erdäpfel gießen. Hitze etwas reduzieren und Omelett kurz backen, dann im Backofen einige Minuten fertig backen. Vor dem Servieren zusammenklappen und mit gehackter Petersilie bestreuen.

Energie	684 kcal
Eiweiß	38 g
Fett	51 g
KH	18 g

FASCHIERTE LAIBCHEN MIT FETA

Zutaten für 4 Portionen:

200 g Feta

500 g gemischtes Faschiertes (Hackfleisch)

1 Ei

2 EL Kräutermischung (frisch oder tiefgekühlt)

4 EL Semmelbrösel

2 TL Paprikapulver (scharf)

3 EL Rapsöl

Salz, Pfeffer

Zubereitung:

Feta kleinwürfelig schneiden. Faschiertes mit Ei, Kräutern, Semmelbröseln, Salz, Pfeffer, Paprikapulver und Fetawürfeln gut verkneten. Öl in einer großen Pfanne erhitzen. Mit angefeuchteten Händen kleine Laibchen formen und bei mittlerer Hitze von jeder Seite je 5 Min. anbraten.

Energie	
541 kcal	
Eiweiß	
36 g	
Fett	
39 g	
KH	
12 g	

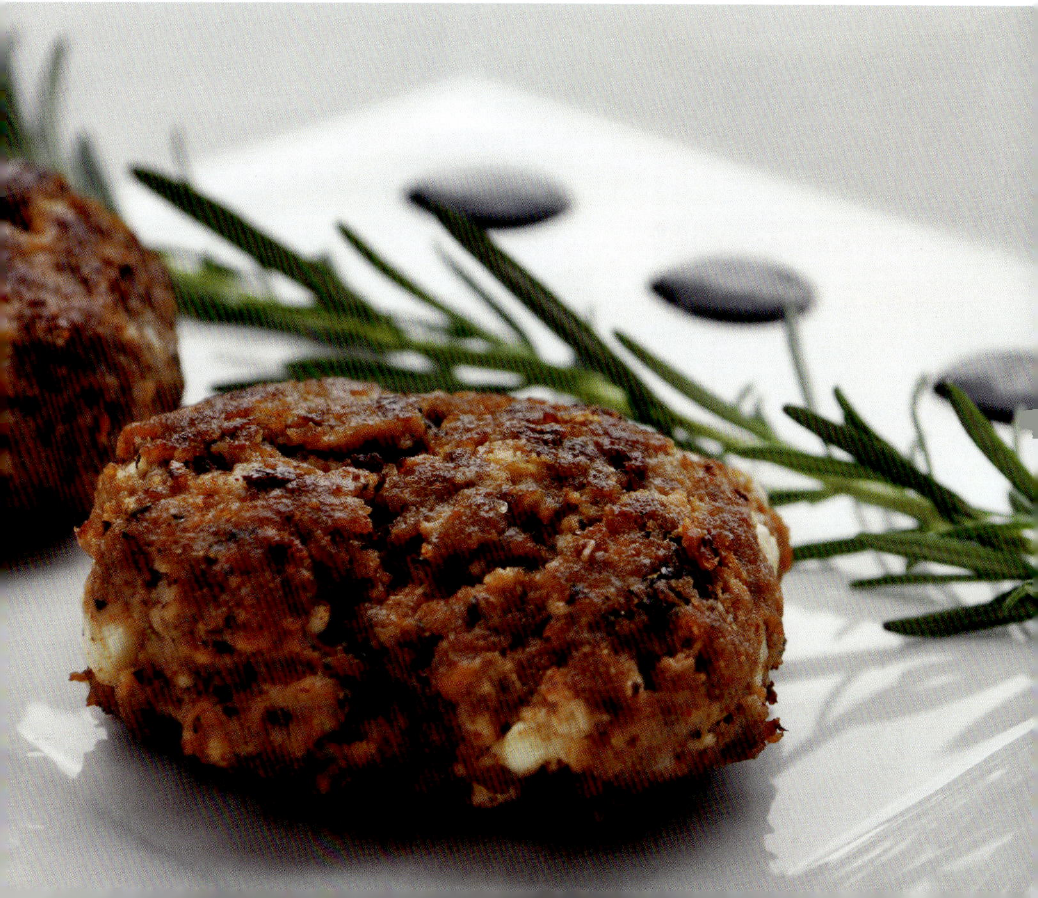

BEILAGEN

GEBACKENE KRÄUTERKARTOFFELN IM PARMESANTEIG

Zutaten für 2 Portionen:

400 g mehlige Kartoffeln

1 Ei

2 EL Semmelbrösel

4 EL Parmesan (gerieben)

etwas glattes Mehl
zum Andrücken

Muskatnuss (gerieben)

1 Prise Cayennepfeffer

1 EL Petersilie

Thymian, Majoran
(getrocknet)

Olivenöl

Salz, Pfeffer

Zubereitung:

Kartoffeln waschen und im Salzwasser nicht zu weich kochen, nach dem Auskühlen schälen und in Scheiben schneiden (nicht zu dünn!). Petersilie fein hacken, mit Thymian, Majoran, Semmelbröseln und Parmesan vermengen. Ei gut versprudeln. Kartoffelscheiben mit Salz und Gewürzen würzen, dann beidseitig in Mehl andrücken und durch die Eiermasse ziehen. Zum Schluss in das Brösel-Parmesan-Gemisch drücken und von beiden Seiten in Öl braten. Fertige Kartoffelscheiben auf dem Küchenpapier gut abtropfen lassen.

Energie	313 kcal
Eiweiß	12 g
Fett	12 g
KH	37 g

CHINAKOHLSALAT MIT WEINTRAUBEN A V

Zutaten für 2 Portionen:

1 kleiner Chinakohl
(ca. 200 g)

200 g kernlose
Weintrauben

1 EL Zitronensaft

1 EL Honig

1 Prise Salz

Cayennepfeffer

3 EL Erdnussöl

2 EL Kürbiskerne

Zubereitung:

Chinakohl putzen, waschen und in feine Streifen schneiden. Trauben waschen und halbieren. Für die Salatsauce den Zitronensaft mit Honig, Salz, Cayennepfeffer und 2 EL Öl vermischen. Kürbiskerne in einer Pfanne in dem restlichen 1 EL Öl unter Rühren ca. 3 Min. rösten. Chinakohl, Trauben und Salatsauce mischen und mit Kürbiskernen bestreut servieren.

Energie	247 kcal
Eiweiß	3 g
Fett	18 g
KH	18 g

SELLERIE-APFEL-SALAT MIT SCHAFSKÄSE UND HASELNÜSSEN

Zutaten für 2 Portionen:

1 großer Apfel

½ Sellerieknolle

50 g Schafskäse

2 EL Haselnüsse (gehackt)

2 EL Leinöl

Salz

Zubereitung:

Sellerie schälen und kleinwürfelig schneiden, kurz im kochenden Wasser blanchieren, dann abtropfen und abkühlen lassen. Apfel entkernen und in kleine Würfel schneiden. Schafskäse würfeln, mit Sellerie, Äpfeln, Nüssen und Öl vermischen, etwas ziehen lassen und mit Salz abschmecken.

Energie	300 kcal
Eiweiß	8 g
Fett	24 g
KH	12 g

TOMATEN-MOZZARELLA-REIS

Zutaten für 2 Portionen:

125 g Rundkornreis

60 g Mozzarella

500 ml Gemüsebrühe

1 EL Olivenöl

1 EL Balsamicoessig

2 EL Tomatenmark

1 Prise Zucker

Salz

Zubereitung:

Reis im heißen Öl glasig andünsten, Tomatenmark untermengen und mit ¼ der Brühe aufgießen. Bei mittlerer Hitze ca. 20 Min. köcheln lassen, häufig umrühren und nach und nach die restliche Brühe dazugießen. Mozzarella in kleine Würfel schneiden, unter den Reis geben und schmelzen lassen. Mit Salz, Zucker und Balsamicoessig würzen.

Energie	390 kcal
Eiweiß	11 g
Fett	16 g
KH	51 g

FENCHEL-ORANGEN-SALAT

Zutaten für 2 Portionen:

1 Fenchelknolle

1 Orange

100 g Joghurt (3,5 %)

50 g Sauerrahm

2 EL Maiskeimöl

1 EL Walnüsse (gehackt)

1 TL Zitronensaft

Salz

Zubereitung:

Fenchel putzen, vierteln und in dünne Streifen schneiden. Diese mit heißem Wasser kurz überbrühen, danach auskühlen lassen. Orangen schälen, filetieren und in Würfel schneiden. Mit dem Fenchel vermischen. Joghurt mit Sauerrahm, Zitronensaft und Öl verrühren, mit Salz abschmecken und über das Orangen-Fenchel-Gemisch gießen. Ziehen lassen und mit gehackten Nüssen bestreuen.

Energie	274 kcal
Eiweiß	8 g
Fett	21 g
KH	13 g

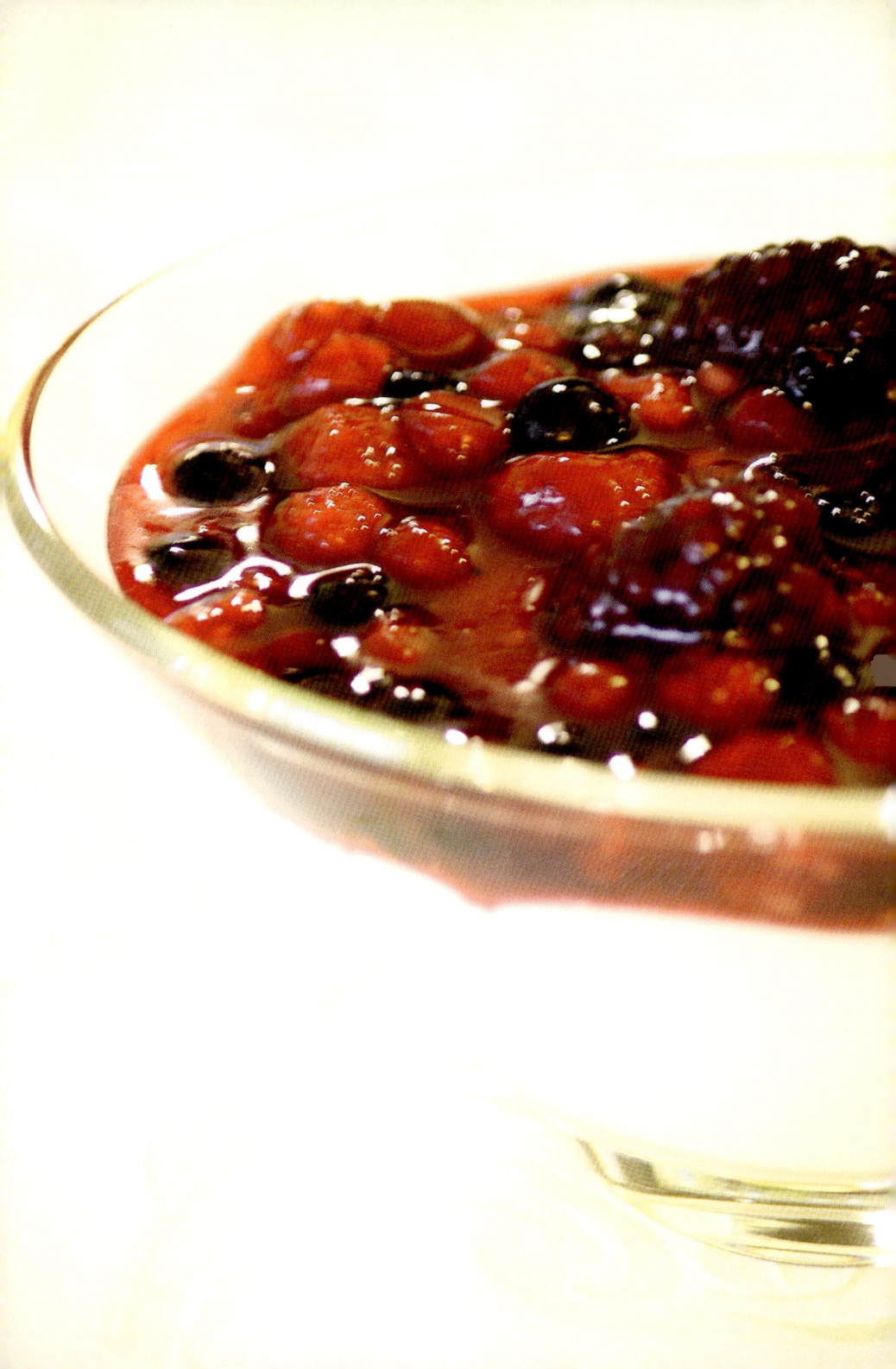

DESSERTS

TOPFENCREME MIT BEERENKOMPOTT

Zutaten für 1 Portion:

100 g Topfen (20 % F. i. T.)

2 EL Joghurt (3,5 %)

½ Pkg. Vanillezucker

1 Prise Vanillemark

1 EL Leinöl

100 g Beerenmischung (tiefgekühlt)

1 TL Honig

1 TL Stärke

Zubereitung:

Topfen mit Joghurt, Vanillezucker, Vanillemark und Leinöl glatt rühren. Für das Beerenkompott 100 ml kaltes Wasser mit Speisestärke verrühren und in einem kleinen Topf zum Kochen bringen, Honig einrühren und kurz köcheln lassen. Die Beerenmischung unterheben und 3–4 Min. bei geringer Hitze kochen. Zusammen mit der Topfencreme servieren.

Energie
350 kcal
Eiweiß
12 g
Fett
15 g
KH
39 g

PANNA COTTA

Zutaten für 2 Portionen:

250 ml Schlagsahne

3 EL Zucker

½ Vanilleschote

2 Blatt Gelatine

150 g Erdbeeren

1 EL Zitronensaft

Zubereitung:

Gelatine in kaltem Wasser einweichen. Schlagsahne und 2 EL Zucker in einen Topf geben und langsam erhitzen. Vanilleschote aufschlitzen, Mark herauskratzen und mit der Schote zur Sahne geben. Etwa 10 Min. köcheln lassen. Danach abkühlen lassen und Vanilleschote entfernen. Ausgedrückte Gelatine zur Sahne geben und unter Rühren auflösen. Das Ganze in kleine, kalt ausgespülte Förmchen verteilen. Im Kühlschrank etwa 5 Std. fest werden lassen. Für die Erdbeersauce Erdbeeren putzen, mit 1 EL Zucker und Zitronensaft pürieren.

Vor dem Anrichten die Erdbeersauce auf den Teller geben und die Sahnecreme auf den Teller stürzen.

Energie
543 kcal
Eiweiß
5 g
Fett
42 g
KH
32 g

TIPP: Bei Entzündungen im Mundbereich verzichten Sie auf die Erdbeersauce.

AVOCADO-ORANGEN-CREME

Zutaten für 2 Portionen:

1 große, reife Avocado

1 Bio-Limette

1 EL Orangenmarmelade

120 g Topfen (40 % F. i. T.)

50 g Joghurt (3,5 %)

1 EL Staubzucker

Zubereitung:

Avocado halbieren, den Stein entfernen und Fruchtfleisch mit einem Löffel aus den Hälften lösen. Limette waschen, 1 TL Schale abreiben und den Saft auspressen. Avocadofleisch mit Limettensaft und -schale vermengen und mit Orangenmarmelade pürieren. Topfen mit Joghurt und Staubzucker glatt rühren und unter die Avocadomasse geben. Fertige Creme in Gläser füllen und bis zum Servieren kalt stellen.

Energie
414 kcal
Eiweiß
8 g
Fett
34 g
KH
19 g

GEBACKENE TOPFENTORTE

Zutaten für 12 Portionen:

5 Eier

250 g Butter

250 g Zucker

1 Pkg. Vanillezucker

1 kg Topfen (20 % F. i. T.)

2 Pkg. Puddingpulver Vanille

1 TL Backpulver

Zubereitung:

Eine Springform mit Backpapier auslegen und den Rand leicht einfetten. Backofen auf 175° C (Umluft 160° C) vorheizen. Eier trennen. Zimmerwarme Butter mit Zucker und Vanillezucker schaumig rühren, Eigelb unterheben. Den Topfen untermengen, dann Puddingpulver und Backpulver hinzufügen. Eiweiß steif schlagen und unter die Topfenmasse geben. Den Teig in die Form füllen und glatt streichen. Sofort in den Backofen schieben und etwa 1 Std. backen. Dann den Ofen ausschalten und einen Spalt breit öffnen. Den Kuchen im Backofen abkühlen lassen und dann vorsichtig aus der Form lösen.

Energie
400 kcal
Eiweiß
12 g
Fett
24 g
KH
34 g

WANN PASST WELCHE SPEISE?

	Appetitlosigkeit	Blähungen	Durchfall	Entzündungen im Mundbereich	Mundtrockenheit	Osteoporose	stimmungs- aufhellend	Übelkeit	Verstopfung	Seite
Aufstriche										
Avocadoaufstrich	×				×		☺		×	111
Ei-Kräuter-Aufstrich	×			×	×	×				111
Frühlingsaufstrich	×								×	54
Kräuteraufstrich	×	×	×	×	×	×		×		81
Kürbisaufstrich	×							×	×	53
Lachsaufstrich		×			×		☺			82
Makrelenaufstrich						×	☺			112
Mediterraner Tofuaufstrich	×				×		☺	×		53
Nussiger Karottenaufstrich	×				×	×	☺	×		54
Rote-Rüben-Aufstrich	×	×			×		☺	×	×	82
Schafskäseaufstrich	×	×	×	×	×	×	☺	×		81
Schinkenaufstrich	×	×			×			×		112
Sellerie-Topfen-Aufstrich	×	×	×		×	×		×	×	81
Thunfischaufstrich		×			×	×	☺		×	54
Tomatenaufstrich	×	×	×		×	×	☺	×		82
Kleine Speisen										
Avocado-Hüttenkäse	×				×		☺	×	×	86
Avocado-Orangen-Drink	×	×			×	×	☺	×		83
Avocado-Papaya-Salat mit Mozarella	×	×			×	×	☺		×	113
Brokkolisalat mit Sesam						×			×	59
Emmentaler-Birnen-Salat	×				×	×	☺	×	×	85

	Appetitlosigkeit	Blähungen	Durchfall	Entzündungen im Mundbereich	Mundtrockenheit	Osteoporose	stimmungs-aufhellend	Übelkeit	Verstopfung	Seite
Fruchtiger Löffelkäse	×	×		×	×	×	☺	×		87
Geflügelsalat mit Ananas	×	×		×	×		☺	×		85
Gemüsedrink	×				×	×		×	×	59
Heidelbeer-Kokos-Drink	×	×			×	×	☺	×	×	83
Himbeer-Bananen-Shake	×	×				×	☺	×	×	85
Kräutertopfen-Schinkenröllchen	×	×	×	×	×	×				86
Lauch-Schinken-Muffins	×					×			×	57
Limetten-Milchreis	×				×	×	☺	×		87
Linsensalat mit Ananas	×						☺		×	55
Obst-Brie-Salat	×				×	×	☺			55
Orangen-Karotten-Drink	×				×	×	☺	×	×	83
Pfirsich-Mandel-Shake	×	×			×	×	☺	×	×	114
Pikante Topfenterrine	×	×		×	×	×		×	×	86
Roter Heringssalat					×	×	☺		×	113
Rucola-Tomaten-Salat mit Feta	×					×	☺	×		59
Spanischer Bohnensalat	×					×	☺		×	57
Thunfisch-Vollkornreis-Salat							☺		×	114
Überbackener Avocado-Toast	×					×	☺		×	114

Suppen

	Appetitlosigkeit	Blähungen	Durchfall	Entzündungen im Mundbereich	Mundtrockenheit	Osteoporose	stimmungs-aufhellend	Übelkeit	Verstopfung	Seite
Avocadocremesuppe	×	×			×	×	☺		×	117
Brokkolicremesuppe	×		×	×	×	×	☺	×	×	88
Fenchelcremesuppe	×	×	×		×	×		×	×	115
Goldregensuppe	×	×	×	×	×			×	×	88
Haferschleimsuppe		×	×	×	×			×		88
Hirsesuppe mit Brokkoli	×		×		×			×	×	91
Italienische Kartoffelsuppe	×				×	×	☺		×	61

	Appetitlosigkeit	Blähungen	Durchfall	Entzündungen im Mundbereich	Mundtrockenheit	Osteoporose	stimmungs- aufhellend	Übelkeit	Verstopfung	Seite
Kalte Rote-Rüben-Suppe	×				×		☺	×	×	116
Karfiol-Curry-Suppe	×				×				×	62
Karottencremesuppe	×	×		×	×			×	×	89
Käsesuppe	×				×	×	☺			61
Kohlrabi-Apfel-Cremesuppe	×			×	×	×			×	60
Leichte Kartoffelsuppe	×	×	×	×	×			×	×	91
Schnelle Parmesansuppe	×				×	×	☺			115
Selleriecremesuppe	×	×			×	×		×	×	89
Tomatensuppe mit Amaranth	×				×	×	☺	×		62
Waldviertler Suppentopf	×				×				×	63
Wärmende Kürbiscremesuppe	×	×			×				×	116
Zucchinicremesuppe	×				×					60

Hauptspeisen – Fleisch

	Appetitlosigkeit	Blähungen	Durchfall	Entzündungen im Mundbereich	Mundtrockenheit	Osteoporose	stimmungs- aufhellend	Übelkeit	Verstopfung	Seite
Curryhuhn mit Ananas, Karotten und Mandeln					×	×	☺		×	67
Einmachhuhn	×	×	×	×	×			×		92
Faschierte Laibchen mit Feta	×	×			×	×	☺			123
Gebackenes Kalbsschnitzel	×					×			×	118
Gebratene Nudeln mit Puten- brustfilet und Gemüse						×	☺	×	×	119
Hühnerkeulen mediterran mit Basmatireis		×			×	×	☺		×	121
Kalbsbutterschnitzel	×	×	×	×	×			×		92
Krautfleisch									×	66
Krautrouladen									×	67
Putenröllchen in Kokossauce	×	×			×		☺			66
Schweinefilet mit Käse überbacken		×				×				118

	Appetitlosigkeit	Blähungen	Durchfall	Entzündungen im Mundbereich	Mundtrockenheit	Osteoporose	stimmungs-aufhellend	Übelkeit	Verstopfung	Seite
Hauptspeisen – Fisch										
Lachsfilet mit Brokkoli						×	☺		×	64
Pochierter Lachs in Kressesauce		×		×	×	×	☺		×	93
Rotbarschfilet in Karottensauce		×	×	×	×	×			×	93
Schollenröllchen in Dillsauce		×	×	×	×	×			×	94
Vollkornspaghetti mit Lachs						×	☺		×	121
Zander auf Paprikakraut						×			×	65
Hauptspeisen – Vegetarisch										
Apfelpalatschinken	×	×	×		×	×		×	×	98
Brokkoliauflauf	×			×	×	×	☺		×	96
Gemüse-Nudel-Gratin	×				×	×	☺		×	122
Kartoffel-Ei-Gemüse						×			×	69
Kartoffelpuffer mit Apfelmus	×				×				×	65
Kartoffel-Zucchini-Auflauf	×	×			×	×	☺	×	×	94
Kartoffel-Zucchini-Omelett	×			×					×	70
Käse-Kartoffel-Omelett	×			×	×	×	☺		×	122
Käsenocken	×			×	×	×		×		119
Palatschinken mit Spinatfüllung	×			×		×	☺		×	96
Reis mit Kürbiscurry	×				×	×		×	×	64
Rote-Rüben-Risotto mit Feta	×					×	☺			69
Topfenauflauf mit Beerenkompott	×				×	×	☺			95
Topfen-Gnocchi	×	×	×		×	×	☺			97
Topfenlaibchen mit Joghurtsauce	×	×		×	×	×		×		97
Topfenschmarren	×	×		×	×	×	☺	×		95
Zucchini-Puffer	×	×		×	×	×		×	×	98

Beilagen

	Appetitlosigkeit	Blähungen	Durchfall	Entzündungen im Mundbereich	Mundtrockenheit	Osteoporose	stimmungsaufhellend	Übelkeit	Verstopfung	Seite
Chicorée-Birnen-Salat	×					×		×	×	75
Chinakohlsalat mit Weintrauben	×								×	124
Dill-Butterfisolen	×	×			×	×		×	×	101
Endiviensalat mit Joghurtdressing	×				×					101
Fenchelgemüse	×	×		×	×	×		×	×	125
Fenchel-Orangen-Salat	×	×			×	×	☺	×	×	100
Gebackene Kräuterkartoffeln in Parmesanteig	×					×	☺		×	124
Gekochter Karottensalat	×	×	×	×	×			×		100
Gemüsereis	×						☺	×	×	71
Kartoffelpüree	×	×	×		×	×		×		99
Kohlrabigemüse	×			×	×	×				72
Kürbisgemüse	×				×					73
Polentaschnitten mit Tofu	×		×	×			☺	×		73
Radieschensalat	×					×			×	72
Ratatouille	×				×		☺		×	71
Rosmarinkartoffeln	×	×						×	×	99
Rote-Rüben-Salat	×	×	×				☺	×	×	100
Rote-Rüben-Apfel-Rohkost	×		×		×		☺		×	101
Sellerie-Apfel-Salat mit Schafskäse und Haselnüssen	×	×		×	×	×	☺	×	×	125
Selleriepüree	×	×	×					×	×	99
Tomaten-Mozzarella-Reis	×	×			×	×	☺	×		125
Waldorfsalat	×	×		×	×		☺	×	×	72

	Appetitlosigkeit	Blähungen	Durchfall	Entzündungen im Mundbereich	Mundtrockenheit	Osteoporose	stimmungs-aufhellend	Übelkeit	Verstopfung	Seite
Desserts										
Apfelbiskuit	×	×	×	×				×		105
Avocado-Orangen-Creme	×			×	×		☺		×	128
Bratäpfel mit Mandeln und Marzipan	×	×		×			☺		×	77
Buttermilchterrine	×	×		×	×	×	☺	×		103
Gebackene Topfentorte	×			×	×	×	☺			128
Himbeerreis	×			×	×			×		103
Himbeertopfen	×			×	×			×	×	76
Honig-Mandel-Creme	×			×	×	×	☺			105
Joghurtschnitten	×	×	×	×	×			×		106
Kokoscreme	×			×	×	×		×	×	77
Mohn-Nuss-Apfel-Kuchen	×					×	☺		×	77
Obstsalat mit Vanillejoghurt	×			×			☺	×	×	76
Orangencreme	×	×			×		☺	×	×	105
Panna cotta	×			×	×	×	☺			127
Topfen-Pfirsich-Creme	×	×		×	×	×	☺			102
Topfencreme mit Beerenkompott	×				×	×	☺		×	127
Topfenpudding	×			×	×	×	☺	×		102
Vanilleapfel	×			×	×	×	☺	×		106
Zitronen-Himbeer-Torte	×				×	×	☺			78
Elektrolytgetränke										
Isotonisches Colagetränk			×		×			×		107
Isotonisches Fruchtsirupgetränk			×		×			×		107
Isotonisches Karottengetränk			×	×	×			×		107
Isotonisches Teegetränk			×	×	×			×		107

KLEINES KÜCHENLEXIKON

F

faschierter Braten	Hackbraten
Faschiertes	Hackfleisch

G

Grahamweckerl	Grahambrötchen; nach Sylvester Graham benanntes Gebäck, das Vollkornbrot enthält, oftmals mit Zusatz von Kleie

K

Kalbspariser	feine Fleischwurst vom Kalb
Karfiol	Blumenkohl
Karotten	Möhren
Karreebraten	Schweinebraten mit feinem Schweinefleisch
Kraut	Kohl
Kren	Meerrettich

M

Marillen	Aprikosen
Mehlspeisen	Süßspeisen, Kuchen
Muskat	ein Gewürz

N

Nockerl	Klößchen

O

Oblaten	Unterlage für Konfekt, Lebkuchen

P

Palatschinken	Pfannkuchen
Pfefferoni	Peperoni

R	
Rote Rüben	Rote Bete
Rotkraut	Rotkohl

S	
Salzstangerl	kleine, dünne Salzstangen
Sauerrahm	Saure Sahne
Schöberl	Suppeneinlage
Semmel	Brötchen
Semmelbrösel	Paniermehl
Staubzucker	Puderzucker

T	
Topfen	Speisequark

W	
Weckerl	Brötchen
Weichseln	Sauerkirschen
Weißkraut	Weißkohl

ABKÜRZUNGEN

cm	Zentimeter		KH	Kohlenhydrate
EL	Esslöffel		l	Liter
EW	Eiweiß		Min.	Minuten
F	Fett		ml	Milliliter
F. i. T.	Fett in der Trockenmasse		Pkg.	Packung
g	Gramm		Stk.	Stück
kcal	Kilokalorien		TL	Teelöffel
kg	Kilogramm			

REZEPTÜBERSICHT

Hauptspeisen

Beilagen

Desserts

Elektrolytgetränke

QUELLENVERZEICHNIS

Adzersen, Gerhard (2004): Ernährung, Umwelt und Brustkrebs. [WWW], http://www.brust-krebs-info.de/patienten-info/index.php?id=2.1&stat=&substat=open#oben [Stand: 25.03.2012].

Amin, Ruhul et al. (2009): Perspectives for Cancer Prevention With Natural Compounds. Journal of Clinical Oncology, June 1, 27 (16), pp. 2.712–2.725.

Béliveau, Richard/Gingras, Denis (2007): Krebszellen mögen keine Himbeeren. München, Kösel-Verlag.

Beuth, Josef (2011): Gut durch die Krebstherapie. Von Abwehrschwäche bis Zahnfleischbluten: Wie Sie Nebenwirkungen und Beschwerden lindern. Stuttgart, TRIAS Verlag.

Bischoff, Stephan (2010): Nahrungsmittelallergien und -intoleranzen. In: Biesalski, Hans-Konrad et al. (Hg.) (2010): Ernährungsmedizin. 4. Aufl. Stuttgart, Georg Thieme Verlag, S. 760–777.

Budnowski, Agnes (2009): Pflanzliche Nahrungsergänzungsmittel als komplementäre Maßnahme während der Mammakarzinomtherapie. Diplomarbeit an der Akademie für den Diätdienst und ernährungsmedizinischen Beratungsdienst am AKH Wien.

Daenen, Laura et al. (2015): Increased Plasma Levels of Chemoresistance-Inducing Fatty Acid 16:4(n-3) After Consumption of Fish and Fish Oil. JAMA Oncology, online vor Print 2. April 2015, doi:10.1001/jamaoncol.2015.0388

Dotter, Connie et al. (2011): Ernährung, Diätetik, Diätologische Behandlung: Nierenerkrankungen und Harnsteine. Wien, Verband der Diätologen Österreichs.

Ebert, Thomas et al. (2002): Diätetische Prävention des Mamma- und Prostatakarzinoms: Grundlagen und Praxis des Nutritional Cancer Prevention (NCP)-Programms. Deutsche Medizinische Wochenschrift, 127, S. 1.392–1.396.

Gerber, Bernd (2001): Einfluss von Umwelt, Ernährung und Lebensstil auf das Brustkrebsrisiko. Deutsches Ärzteblatt, 98 (24), S. 1.612–1.619.

Gödde, Elisabeth (1999): Die Bedeutung von Ernährung und Körperpflege im Leben mit Brustkrebs. Informationen für Frauenärztinnen & -ärzte, 8, S. 14–19.

Gold, Ellen B. et al. (2009): Dietary pattern influences breast cancer prognosis in women without hot flashes: The Women's Healthy Eating and Living Trail. Journal of Clinical Oncology, Januar 27 (3), pp. 352–358.

Hauenschild, Doris (2012): Spezielle Ernährungsformen. In: Komplementäre und alternative Krebstherapien. Landsberg/Lech, ecomed MEDIZIN, S. 411 ff.

Henß, Hartmut (2009): Patientenratgeber: Komplementäre Verfahren. Krebsverband Baden-Württemberg e. V.

Hübner, Jutta (2007): Krebs und Ernährung. [WWW], http://www.habichtswaldklinik.de/Onkologie/Krankheitsbilder/Krebs_und_Ernaehrung.html [Stand: 05.01.2010].

Hütterer, Elisabeth (2008): Vorlesung: Onkologie am 11. Nov. 2008. AKH Wien, Akademie für den Diätdienst und ernährungsmedizinischen Beratungsdienst.

Hübner, Jutta (2008): Komplementäre Onkologie. Stuttgart, Schattauer.

Hütterer, Elisabeth (2010): Mammakarzinom: Ernährung bei PatientInnen mit Mammakarzinom. In: ACO-ASSO (Manual Mammakarzinom Spezieller Teil), S. 34–45.

Institut für Ernährungsinformation (1992–2012): Alternative Ernährungsformen. [WWW], http://www.ernaehrung.de/tipps/diaeten/diaeten17.php [Stand: 06.03.2012].

Klement, Rainer/Kämmerer, Ulrike (2016): Kann eine kohlenhydratarme/ketogene Ernährung das Tumorwachstum verzögern? Aktuelle Ernährungsmedizin 2016; 41(02):95–102

Kramer, Ludwig/Widhalm, Angelika (Hg.) (2011): Ernährung bei Lebererkrankungen. Wien, Wilhelm Maudrich Verlag.

Kroiss, Regina et al. (2002): Beratung, Identifikation und Betreuung von Familien mit erblichem Brust- und Eierstockkrebs in Österreich. Speculum – Zeitschrift für Gynäkologie und Geburtshilfe, 2, S. 19–23.

Ledochowski, Maximilian (Hg.) (2010): Klinische Ernährungsmedizin. Wien, Springer-Verlag.

Lexikon der Ernährung (o. J.): Anti-Krebs-Diäten. [WWW], http://www.wissenschaft-online.de/abo/lexikon/ern/569 [Stand: 06.03.2011], Spektrum Akademischer Verlag.

Münstedt, Karsten (Hg.) (2012): Komplementäre und alternative Krebstherapien. Landsberg/Lech, ecomed MEDIZIN.

Petru, Claudia/Sevelda, Paul (2010): Ernährung bei Krebs. Broschüre. Wien, Österreichische Krebshilfe.

Pierce, John P. et al. (2007): Greater survival after breast cancer in physically active women with high vegetable-fruit intake regardless of obesity. Journal of Clinical Oncology, 25 (17), pp. 2.345–2.350.

Reider, Norbert (2010): Nahrungsmittelallergien und -unverträglichkeiten. In: Ledochowski, Maximilian (Hg.) (2010): Klinische Ernährungsmedizin. Wien, Springer-Verlag, S. 419–459.

Saxe, G. A. et al. (1999): Diet and risk for breast cancer recurrence and survival. Breast Cancer Research and Treatment, 53 (3), pp. 241–253.

Schauder, Peter/Ollenschläger, Günter (Hg.) (2006): Ernährungsmedizin. Prävention und Therapie. München, Urban & Fischer.

Stangl, Gabriele I. et al. (2001): Krebserkrankungen und präventives Potenzial der Ernährung. Teil 2: Sekundäre Pflanzenstoffe und Mammakarzinom. Ernährungs-Umschau, 48 (8), S. 318–323.

Statistik Austria (2016): Krebserkrankungen. [WWW], http://www.statistik.at/web_de/statistiken/menschen_und_gesellschaft/gesundheit/krebserkrankungen/brust/index.html [Stand: 16.05.2016].

Suchtmittel e. V. (o. J.): Alkohol. [WWW], http://www.suchtmittel.de/info/alkohol/ [Stand: 05.01.2010].

Tempfer, Clemens (2006): Brustkrebsprävention durch Diät – Möglichkeiten und Grenzen. In: Speculum – Zeitschrift für Gynäkologie und Geburtshilfe. [WWW], www.kup.at/speculum, 24 (3), S. 10–13.

Tempfer, Clemens/Bentz, Eva (2006): Brustkrebsprävention in der klinischen Praxis – Möglichkeiten und Grenzen. Geburtshilfe und Frauenheilkunde, 66, S. 1.134–1.142.

Verband der Diätologen Österreichs (2006): Diagnose Krebs. Das große Ernährungsbuch. Essen und Trinken während der Therapie. Verband der Diätologen Österreichs. Wien, Hubert Krenn VerlagsgesmbH.

Wagner, Teresa/Kubista, Ernst (o. J.): Erblicher Brust- und Eierstockkrebs. [WWW], http://www.pdfdownload.org/pdf2html/pdf2html.php?url=http%3A%2F%2Fwww.vienna-doctor.com%2FDE%2FArticles_DE%2FErblicher_Brust_Ovarial_CA.pdf&images=yes [Stand: 25.03.2012].

Zürcher, Gudrun (2008): Wann und wie sollen Tumorpatienten ernährt werden? In: Onkologe 2008, 14, S. 15–21.

Agnes Budnowski
Flora Koller
Martina Kreuter
Maya Thun

Ernährung bei Osteoporose

maudrich.gesund essen

maudrich 2013, 144 Seiten,
4-farbig, Klappenbroschur
EUR 14,90 (A)/EUR 14,50 (D)/sFr 19,90 UVP
ISBN 978-3-85175-970-9

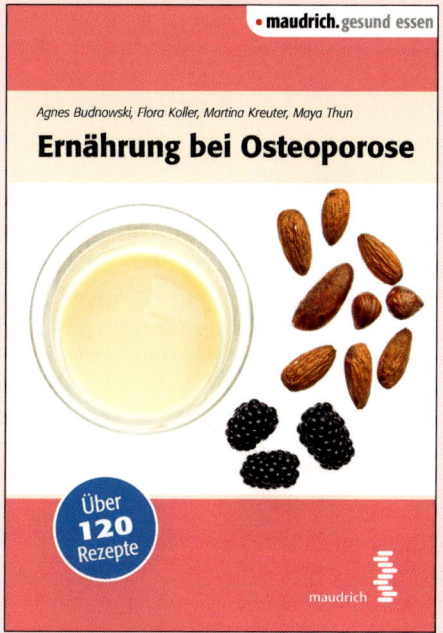

Die Knochen stärken!

Calcium als „Knochenbauer" ist in der Vorsorge und Therapie von Osteoporose längst bekannt. Auch die positive Wirkung des „Super"-Vitamins D ist kein Geheimnis mehr. Doch welche anderen Vitamine und Mineralstoffe können den Aufbau der Knochenmasse zusätzlich unterstützen? Und gibt es tatsächlich auch „Knochenräuber"?

Drei Diätologinnen und eine Fachärztin klären diese und viele weitere Fragen und zeigen Ihnen, wie Sie mit Ernährung Ihre Knochen stärken können. Die über 120 schmackhaften Rezepte sind schnell und einfach nachzukochen und schmecken der ganzen Familie!

Ihr Plus

⤑ Über 120 leckere Rezepte für Ihren knochenbewussten Speiseplan
⤑ Viele Tipps und Empfehlungen
⤑ Genaue Nährwertangaben
⤑ Symbole erleichtern die Orientierung bei den Rezepten
⤑ Spannende medizinische Hintergrundinfos

Eva Terler
Myriam Weber

Ernährung bei Laktoseintoleranz

maudrich.gesund essen

maudrich 2014, 96 Seiten,
4-farbig, Klappenbroschur
EUR 14,90 (A)/EUR 14,50 (D)/sFr 19,90 UVP
ISBN 978-3-85175-997-6

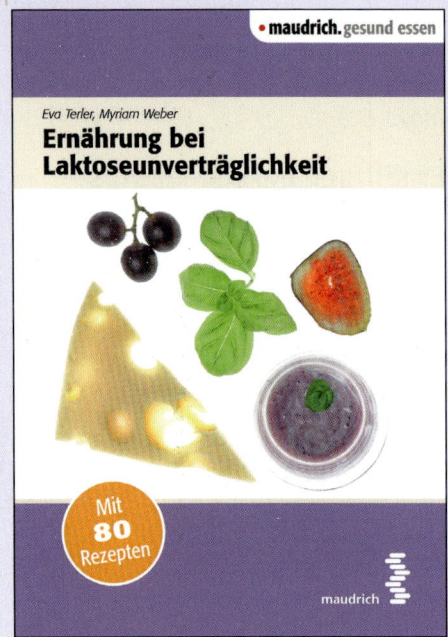

Genussvoll essen trotz Laktoseintoleranz

Beschwerdefrei leben trotz Unverträglichkeit, ohne auf Lieblingsspeisen verzichten zu müssen? Mit den richtigen Rezepten kein Problem!

Dieser Ratgeber zeigt Ihnen, was Ihre Unverträglichkeit bedeutet, welche Lebensmittel Ihnen guttun und welche Sie bei Beschwerden meiden sollten. Mit vielen Tipps und zahlreichen Rezepten vom Frühstücksmüsli über Fischcurry, Rostbraten und Gemüsepizza bis zum cremigen Eisdessert.

Ihr Plus

⟶ Über 80 schmackhafte Rezepte
⟶ Tipps zu Vermeidung und Ersatz von Laktose
⟶ Praktische Empfehlungen, u.a. für das Essen unterwegs und im Restaurant
⟶ Wissenswerte medizinische Hintergrundinfos